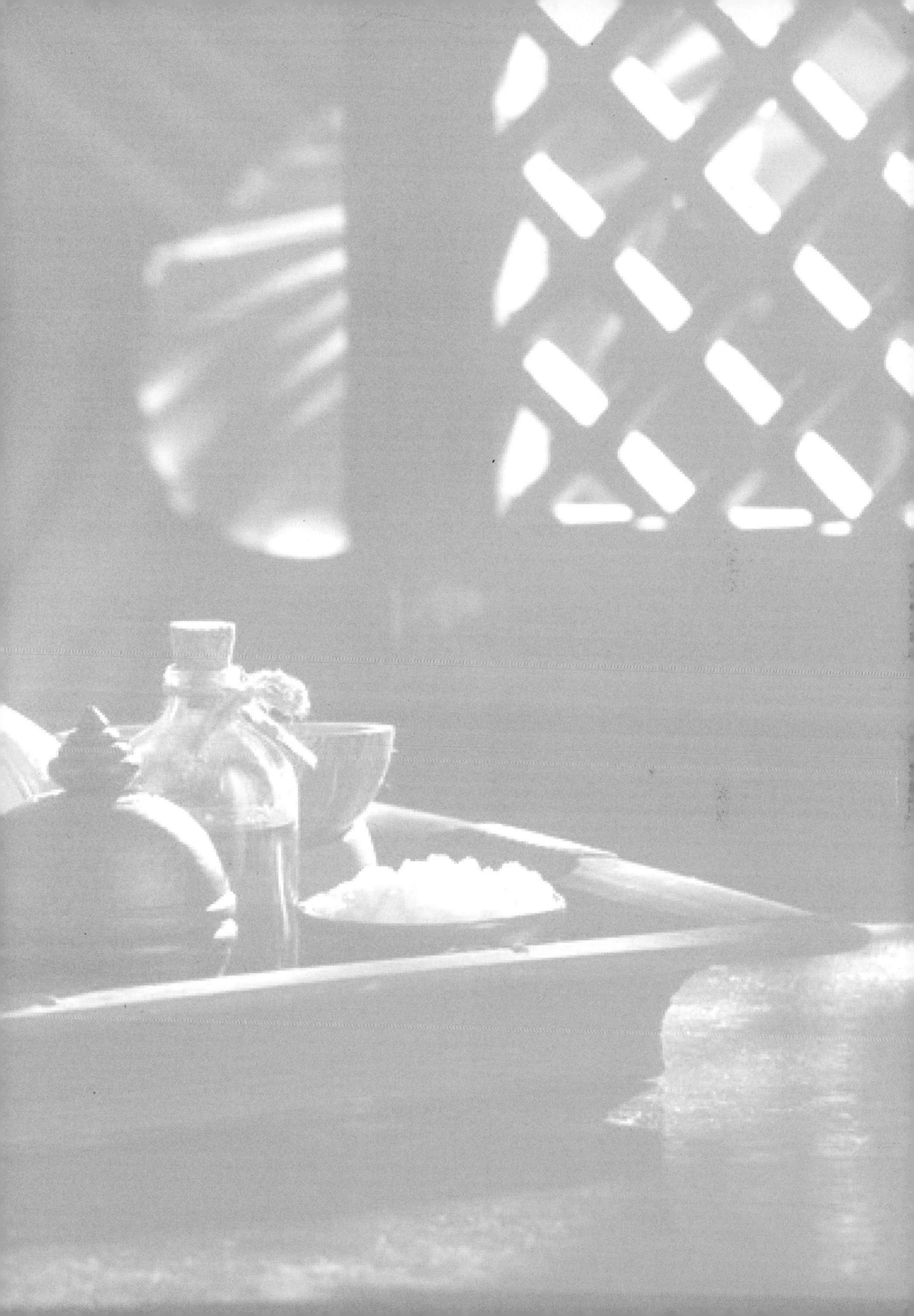

한 권으로 끝내는

아로마테라피

박은준 · 박정은 · 장용운 · 이인희 · 김경연
김서인 · 김윤정 · 신수정 · 이명심 · 최수린

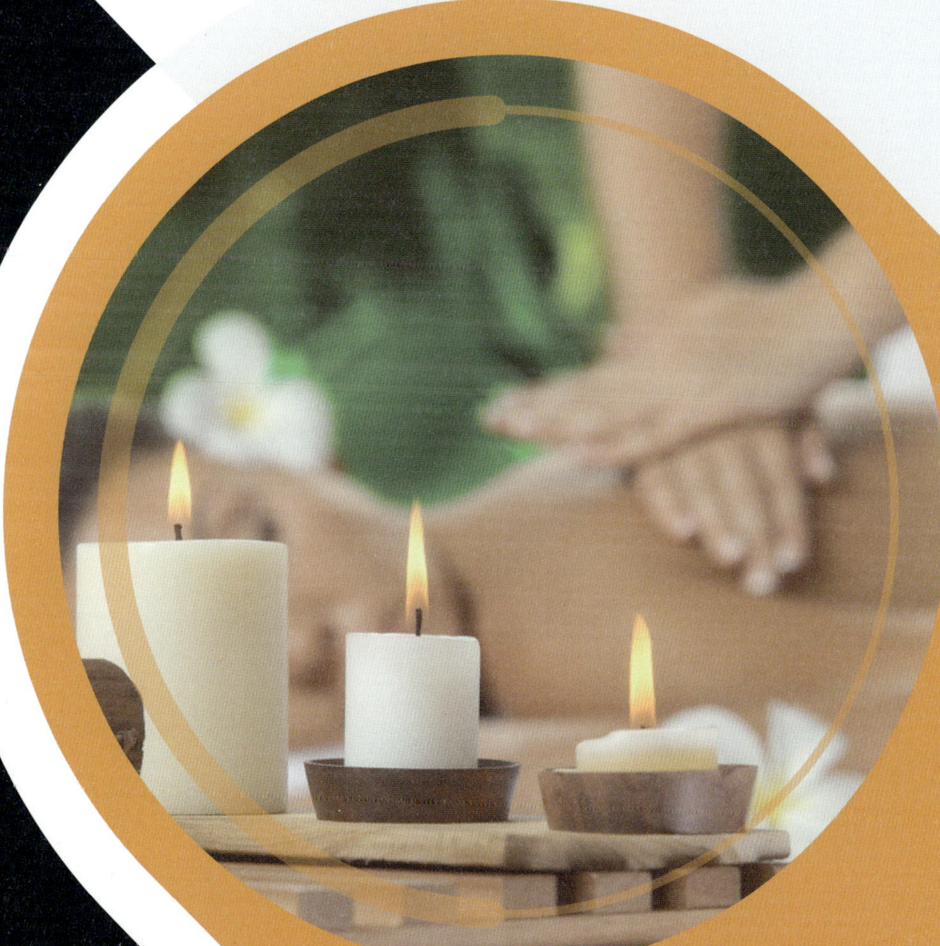

메디시언

머 리 말

현대사회를 살아가는 사람들의 스트레스는 점점 가중화되어 가고 있고, 아로마테라피는 스트레스를 해결할 수 있는 대체 요법 중 하나로 보편화되고 있는 실정입니다.

이러한 시대적 흐름에 맞춰 대학이나 교육기관, 일반인들 또한 아로마테라피에 관심을 기울이고 있으며, 조금 더 체계적으로 학습할 수 있는 교재의 구성이 필요하다고 생각됩니다.

이에 저자 일동은 아로마의 정의뿐만 아니라 아로마의 테크닉적인 부분도 함께 실어 학습자의 이해를 돕고 활용할 수 있도록 도움을 드리고자 노력하였습니다.

이 책은 NCS의 능력단위 요소에 맞게 집필되어 아로마와 인체해부생리학, 피부학, 화장품학을 접목시켜 조금 더 쉽게 아로마테라피에 접근할 수 있도록 만들어졌습니다. 아로마테라피를 공부하는 학생뿐만 아니라 아로마테라피 관련 종사자, 그리고 아로마테라피를 공부하는 일반인들에게도 유용한 정보를 제공하고 도움을 줄 수 있는 교재가 되길 바라는 마음입니다.

시대에 따른 변화에도 본 저자 일동은 연구를 게을리하지 않을 것을 약속드리며, 아울러 여러 교수님들과 선생님들의 지도와 성원 부탁드립니다.

끝으로 출간을 위해 적극적으로 참여해 주신 선생님들과 출판을 위해 애써주신 (주)메디시언 임직원들에게도 심심한 감사의 말씀을 드립니다.

계묘년 새 봄에

필자 대표 박은준

차례

PART I 선수 학습

Chapter 01 인체생리

Chapter 02 피부학

Chapter 03 화장품학

차례

PART II 아로마관리 사전 준비

Chapter 04 아로마관리

Chapter 05 아로마 오일

PART III 아로마 테크닉

Chapter 06 아로마 블렌딩

Chapter 07 아로마 적용 방법

Chapter 08 아로마 테크닉 방법

차례

PART IV 아로마 마무리관리

오리엔테이션

1. 교과목 PROFILE

분류번호 : 1201010223_20v5
능력단위 명칭 : 피부미용 아로마테라피
능력단위 정의 : 피부미용 아로마테라피란 얼굴과 신체부위에 고객의 기호에 맞는 아로마를 선택하여 도포한 후 매뉴얼 테크닉을 통해 피부 상태를 개선하기 위한 작업을 수행하는 능력이다.

능력단위요소	수행준거	
1201010223_20v5.1 아로마 선택하기	1.1	아로마의 정의를 설명하고 에센셜 오일과 캐리어 오일로 구분할 수 있다.
	1.2	에센셜 오일의 종류와 특성을 파악하여 선택할 수 있다.
	1.3	캐리어 오일의 종류와 특성을 파악하여 선택할 수 있다.
	1.4	아로마관리의 부적용대상과 유의사항을 설명할 수 있다.
	지식	• 아로마의 정의 • 에센셜 오일 추출법 • 에센셜 오일의 화학성분학 • 캐리어 오일 화학성분학
	기술	• 에센셜 오일 선택 능력 • 에센셜 오일 보관 능력 • 캐리어 오일 보관 능력
	태도	• 에센셜 오일을 사용목적에 맞게 선택하려는 의지 • 부작용이 일어나지 않도록 가장 안전하게 사용하려는 의지

능력단위요소		수행준거
1201010223_20v5.2 아로마 블랜딩하기	2.1	고객상담을 통해 아로마관리를 위한 고객관리카드를 작성할 수 있다.
	2.2	관리목적에 맞게 에센셜 오일과 캐리어 오일을 선택할 수 있다.
	2.3	관리부위에 적합한 비율로 블랜딩할 수 있다.
	지식	• 인체해부생리학 • 피부구조와 생리학 • 피부관리학
	기술	• 아로마 블랜딩 능력 • 피부유형에 적합한 캐리어 오일 선택 능력 • 고객관리카드를 토대로 관리목적을 파악하는 능력
	태도	• 관리목적에 맞는 에센셜 오일 선택 능력 • 최상의 효과를 얻기 위해 블랜딩을 하려는 의지 • 안전한 방법으로 관리를 하기 위한 의지
1201010223_20v5.3 아로마 테크닉하기	3.1	관리부위를 클렌징하고 토너로 피부를 정돈할 수 있다.
	3.2	관리목적에 맞게 블랜딩한 아로마 오일을 피부에 도포할 수 있다.
	3.3	5가지 동작을 안배하여 부드럽게 매뉴얼테크닉할 수 있다.
	지식	• 피부관리학 • 에센셜 오일 화학성분 이론 • 아로마관리 금기사항
	기술	• 쓸어서 펴 바르기 effleurage 능력 • 밀착하여 펴 바르기 friction 능력 • 어루만져 펴 바르기 petrissage 능력 • 토닥토닥 펴 바르기 tapotement 능력 • 떨며 펴 바르기 vibration 능력
	태도	• 편안하고 쾌적한 분위기를 조성하려는 태도 • 고객이 원하는 향을 파악하려는 적극적 태도
1201010223_20v5.4 아로마 마무리 관리하기	4.1	아로마관리 후 유의사항에 대해 설명할 수 있다.
	4.2	고객관리 후 상태에 따라 홈 케어 조언을 할 수 있다.
	지식	• 화장품 성분학 • 피부관리학
	기술	• 홈 케어 방법을 제시할 수 있는 능력
	태도	• 관리 효과를 최대한 유지시킬 수 있도록 조언하려는 의지

2. 적용범위 및 작업상황

1. 고려사항

① 이 능력단위는 에센셜 오일과 캐리어 오일을 피부유형 및 신체부위, 고객의 취향에 맞게 블랜딩하여 얼굴과 몸을 관리하는 업무에 적용한다.

② 이 능력단위의 아로마 테라피는 에센셜 오일의 성분에 따른 적용 여부, 캐리어 오일의 목적에 올바른 적용 여부, 아로마 오일의 상품별 효능에 따른 적용 여부, 아로마 테라피 효과를 높이기 위한 흡입법과 향초사용법, 분사법, 수욕법의 적용 여부, 금기사항에 대한 숙지 여부 등을 고려하여야 한다.

③ 이 능력단위 매뉴얼테크닉은 쓸어서 펴바르기, 밀착하여 펴바르기, 어루만져 펴바르기, 토닥토닥 펴바르기, 떨며 펴바르기 등 다섯 가지 방법을 적용하여 고객의 기호 및 신체 상태에 적합한 아로마 오일을 선택하고 도포·흡수시켜 피부상태를 개선하기 위한 관리방법을 의미한다.

2. 자료 및 관련 서류

① 화장품이나 피부미용 전문잡지 및 신문

② 인터넷을 통한 전문 채널

③ 아로마 제품 설명서

3. 장비 및 도구

① 피부관리용 베드

② 피부관리용 의자

③ 피부관리용 왜건

④ 온장고

⑤ 자외선 소독기

4. 재료

① 오일에센셜 오일, 캐리어 오일 ② 빈병
③ 온습포 ④ 냉습포
⑤ 스포이드 ⑥ 비커

3. 평가지침

1. 평가방법

평가자는 능력단위 피부미용 아로마테라피의 수행준거에 제시되어 있는 내용을 평가하기 위해 이론과 실기를 나누어 평가하거나 종합적인 결과물의 평가 등 다양한 평가 방법을 사용할 수 있다.

피평가자의 과정평가 및 결과평가 방법

평가방법	평가유형	
	과정평가	결과평가
A. 포트폴리오		
B. 문제해결 시나리오		
C. 서술형시험		
D. 논술형시험		
E. 사례연구		
F. 평가자 질문	✓	✓
G. 평가자 체크리스트	✓	✓
H. 피평가자 체크리스트		
I. 일지/저널		
J. 역할연기		
K. 구두발표		
L. 작업장평가	✓	✓
M. 기타		

2. 평가 시 고려사항

① 수행준거에 제시되어 있는 내용을 성공적으로 수행할 수 있는지를 평가해야 한다.

② 평가자는 다음 사항을 평가해야 한다.

- 관리사의 복장상태
- 아로마 관리에 적합한 준비사항 수행 여부
- 위생적인 아로마 오일 관리능력
- 적절한 아로마 블랜딩 능력
- 유의사항을 준수하여 아로마 관리를 하는지 여부
- 금속 액세서리 착용 여부

4. 작업기초능력

순번	작업 기초능력	
	주요 영역	하위 영역
1	의사소통 능력	경청 능력, 기초외국어 능력, 문서이해 능력, 문서작성 능력, 의사표현 능력
2	수리 능력	기초연산 능력, 기초통계 능력, 도표작성 능력
3	문제해결 능력	문제처리 능력, 사고력
4	자기개발 능력	경력개발 능력, 자기관리 능력, 자아인식 능력
5	자원관리 능력	물적자원 관리 능력, 시간자원 관리 능력, 예산자원 관리 능력, 인적자원 관리 능력
6	대인관계 능력	갈등관리 능력, 고객서비스 능력, 리더십 능력, 팀워크 능력, 협상 능력
7	정보 능력	정보처리 능력, 컴퓨터 활용 능력
8	기술 능력	기술선택 능력, 기술이해 능력, 기술적용 능력
9	조직이해 능력	업무이해 능력, 조직체제 이해 능력
10	직업윤리	공동체윤리, 근로윤리

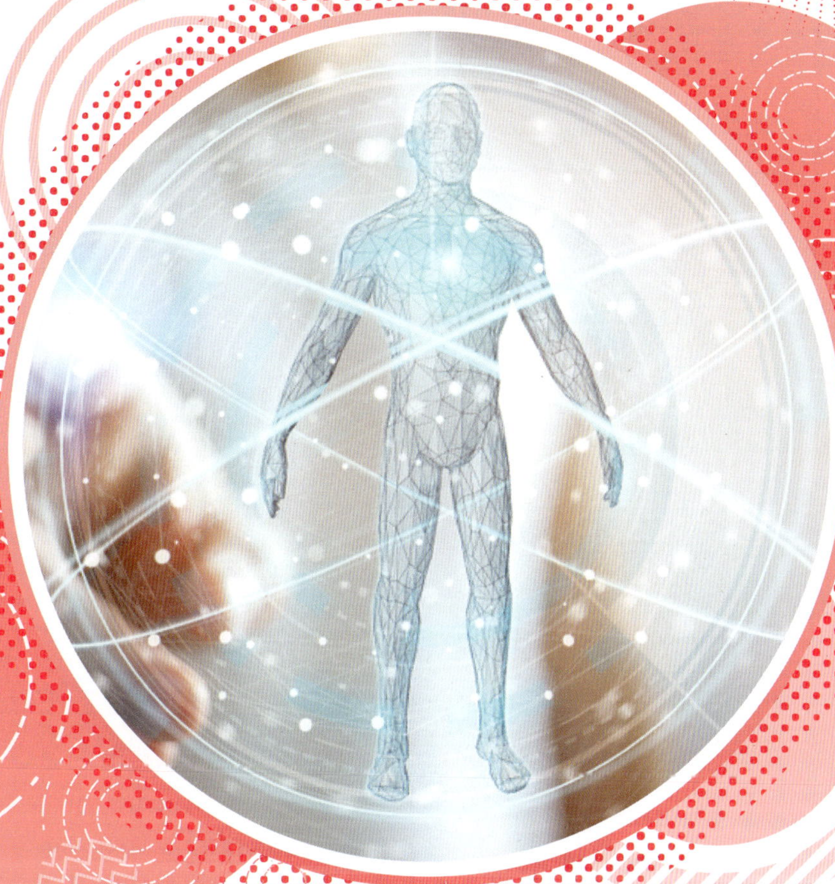

PART Ⅰ

선수 학습

Chapter 1. 인체생리

2. 피부학

3. 화장품학

Chapter 1

인체생리

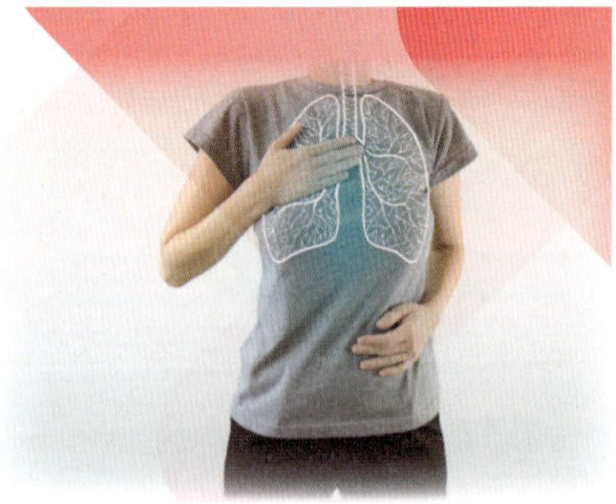

1. 순환기계[2]

순환기계에 있어서 순환이라고 함은 '돌고 돈다'라고 표현할 수 있다. 즉, 혈액이라는 성분이 혈관이라는 전용관을 통해 전신을 순환하는 것이다. 이 순환에서 운동력의 제공은 심장의 펌프질에서 하며, 순환기계 전체를 움직인다.

1. 순환기계 종류

(1) 혈액순환기계

혈액순환기계의 구성 기관은 크게 세 가지로 나누어진다. 펌프질하며 운동력을 부여하는 심장과 심장에서 출발하는 혈액, 혈액이 이동하는 통로인 혈관으로 구분한다.

(2) 림프순환기계

림프계는 혈액순환처럼 심장을 기준으로 연결된 관을 통하여 물질이 이동하지 않고 조직 사이에서 시작되는 작은 모세림프관에서 시작하여 림프액을 중심 쪽으로 이동시키는 일방 시스템 one-way system 이다. 림프계의 일반적인 기능은 식균작용과 이물질 제거에 의한 신체방어작용, 면역작용, 혈액에서 유출되는 조직액을 다시 혈액으로 되돌리는 작용이 있다.

림프계는 림프관, 림프절, 림프액 또는 림프로 구성되며 림프관은 크기와 기능에 따라 모세 림프관, 전수집 림프관, 수집 림프관, 림프본관으로 나뉜다.

(3) 면역

면역은 어떤 특정질환으로부터 보호를 받는 뜻으로 쓰여 조직이나 기관에 손상을 줄 수 있는 모든 병원체나 독소에 저항할 수 있는 신체의 능력을 말한다. 이러한 면역계의 특성으로는 특이성, 기억작용, 이물질에 대한 인지작용 등을 들 수 있다.

2. 순환기계와 아로마테라피[3)]

심각한 순환계장애 및 심장문제는 전문가의 진단과 치료를 요하지만 아로마테라피로 일반적인 순환계문제의 예방과 보완이 가능하다. 에센셜 오일은 피부와 점막을 통해 혈류에 쉽게 흡수되어 온몸으로 운반되며 특정 오일들은 전체적인 혈액순환에 영향을 미치기도 한다.

2. 호흡기계[4)]

호흡기계는 인체에 O_2를 운반하고 인체에서 CO_2를 제거하는 역할을 한다. 크기를 바꿀 수 있는 가스저장탱크와 다르게 인체는 산소를 매우 적은 양만 보관할 수 있다. 그래서 인체에 4~6분 동안 산소가 공급되지 않으면 죽음에 이르게 된다.

1. 호흡기계 종류

(1) 코

입을 통해 호흡하는 사람들도 있지만 대부분의 사람들은 코를 통해 호흡한다.

코는 연골과 뼈로 이루어진 딱딱한 구조이다. 코 안이라고 부르는 코의 뒤쪽 공간은 세부분으로 나눌 수 있다. 코 안은 중격 연골 벽에 의해 두 개로 나뉘며, 각 코 안은 안뜰부위 vestibular region, 후각부위 olfactory region, 호흡부위 respiratory region 를 포함하고 있다.

(2) 인두

인두는 상피조직으로, 속이 빈 근육구조이다. 코인두와 입인두, 후두인두의 세 개의 단면으로 분류된다.

(3) 후두

후두는 말을 하기 위해 필요한 중요한 구조이다. 일반적으로 음성상자로 알려져 있으며 반경직 구조로 근육과 인대에 의해 연결된 아홉 개의 연골로 구성되어 있다. 후두인두는 공기가 허파로 들어가는 숨길인 동시에 음식물이 식도로 들어가는 통로가 된다.

(4) 기관과 기관지

기관은 반지연골 아래부터 제5가슴뼈까지 분포되어 있다. 기관지는 허파 속으로 들어가면서 많은 가지들을 뻗고 있기 때문에 기관지가 나누어지는 지점에 따라서 세대별로 이름이 붙여진다.

(5) 허파

호흡의 주요기관으로 허파의 오른쪽이 왼쪽보다 커서 오른쪽 허파는 용적이 1,200cc, 무게는 600g, 왼쪽 허파는 1,000cc, 무게는 500g 정도이다. 허파 표면에는 내장쪽 막, 내면에는 벽쪽 가슴막이 덮여 있다.

(6) 허파꽈리

허파꽈리는 수많은 허파 모세혈관과 허파의 기능적인 단위로 잘 알려진 허파꽈리 모세혈관 막에 의해 둘러싸인 종말 공기주머니이다. 성인의 허파는 평균 3~6억 개의 허파꽈리로 이루어져 있으며, 허파꽈리의 총 표면적은 80m^{2}로 체표면적의 40~50배나 된다.

2. 호흡기계와 아로마테라피[5)]

에센셜 오일은 흡입을 통한 공기경로를 통해 폐로 전달되거나 마사지를 통해 혈류를 따라 간에 도달하게 된다. 흡수된 오일은 대부분 폐를 거쳐 배출되거나 소변으로 배설된다. 특히 에센셜 오일은 코, 목, 폐의 염증에 대해 매우 효과적이다. 흡입을 통해 오일의 주성분이 기관지에 도달하면 직접 폐에 흡입되어 기관지 분비물의 분비를 촉진시키거나 가래 등의 점액 배출을 도와 호흡기계 문제 완화에 도움이 된다.

3. 근골격계[6)]

근육은 수축성 있는 모든 조직을 칭하는 일반적인 용어이다. 수축성 있는 근육 조직은 신경조직의 자극에 반응하여 짧거나 두꺼워지며 자극이 사라지면 이완한다. 몸에는 세 가지 주요한 근육인 뼈대근육, 민무늬근육, 심장근육이 있다.

1. 근육의 종류

(1) 뼈대근육

우리가 의식해 사용할 수 있기 때문에 수의근이라고 하며, 뼈에 부착돼 있다. 뼈대근육에 있는 섬유는 줄무늬가 있어서 줄무늬근육이라고도 부른다. 이러한 근육은 달리기, 들어올리기, 긁는 것과 같은 외부의 동작을 일으킨다. 많은 뼈대근육은 운동을 일으키고, 자세를 유지시키며, 열을 발생시킨다.

(2) 민무늬근육

뼈대근육과는 다르게 민무늬근육은 불수의근이며 의식적인 통제하에 있는 근육이 아니다. 민무늬근육은 내장기관, 혈관, 기도 등에 있으며, 내장을 이루는 근육이기 때문에 내장근육이라고도 한다. 위나 다른 소화기관에서 꿈틀 운동을 일으키며, 혈관의 직경을 변화시켜서 혈액의 흐름을 촉진한다. 허파에 있는 기도의 직경을 변화시켜서 공기의 움직임을 촉진시키는 역할도 한다.

(3) 심장근육

줄무늬 모양을 보이는 심장근육은 심장에서만 발견된다. 이 근육은 심장벽을 만들며 심장을 수축하게 한다. 이러한 수축은 우리 몸 안에서 혈액의 흐름순환을 일으킨다. 심장근육은 뼈대근육과 달리 근섬유가 서로 독립되어 있으면서 세포와 세포 사이의 연결이 사이원반이라는 특수구조로 되어 있다.

2. 근골격계와 아로마테라피[7)]

일부 에센셜 오일들은 혈액순환을 원활하게 하여 뼈의 세포재생을 도와주고 관절과 근육의 운동성을 증가시켜준다. 특히 발적성 오일들은 모세혈관 확장과 혈류량을 증가시켜 근육과 관절에 산소와 영양분을 공급하고, 근육 피로의 원인인 젖산 같은 노폐물과 이산화탄소의 제거를 돕는다. 독소배출 효과가 있는 오일들은 통풍이나 관절염 유발 요인인 관절부위에 축적된 요산을 배출시켜 염증, 경직과 통증을 감소시켜 증상을 완화시킨다.

4. 소화기계[8)]

인체가 필요로 하는 에너지와 구성 물질을 공급하기 위해서는 식품 섭취를 통해 필요한 영양을 공급받아야 한다. 인체가 영양을 공급받는 과정은 섭취, 소화, 흡수, 대사의 네 가지 단계로 이루어진다.

1. 소화기계 종류

(1) 입구강

구강에서는 화학적 소화와 기계적 소화가 모두 일어나는데 치아가 음식물을 잘게 부수는 저작 과정이 기계적 소화이다. 구강에서의 기계적 작용은 소화의 단계 중 아주 작은 부분에 해당하지만 음식물을 삼키는 연하과정을 위해서는 필수적이다.

(2) 식도

식도란 목구멍과 위를 연결하는 음식물의 통로로, 평소에 음식물이 통과하지 않을 때는 수축해 있다가 음식물이 유입되면 크게 팽창한다. 식도에는 화학적 소화를 위한 소화효소는 존재하지 않으나 연동운동을 통해 음식물을 위로 이동시키는 역할을 한다. 식도에서는 소화관의 근육층에 존재하는 환상근과 종주근이 작용하여 이 두 가지 근육이 교대로 수축과 이완을 반복하고 근육의 파동을 일으키게 되며 음식물을 이동시키게 된다.

(3) 위

위의 구조를 살펴보면 식도 쪽에 위치한 본문부, 중앙에 위체부, 십이지장 쪽에 위치한 유문부로 구성된다. 위의 근육에도 다른 소화관과 마찬가지로 환상근과 종주근이 존재하여 연동운동을 하며 소화를 담당하는 위액이 분비되는 등 기계적 소화와 화학적 소화과정이 동시에 진행된다.

(4) 소장

소화과정은 소장에서 가장 활발하게 이루어진다. 소장은 직경 2.5cm, 길이 6~7m 정도 되는 소화관으로 십이지장, 공장, 회장으로 이루어지는데 이 중 십이지장에서 대부분의 소화가 진행된다. 소장에서는 식도, 위와 마찬가지로 연동운동을 통해 음식물을 이동시킨다. 또한 소장에서는 음식물이 소화액과 잘 섞일 수 있도록 분절운동이 일어난다. 소장에서 연동운동과 분절운동은 부교감신경이 자극되면 촉진되고 교감신경이 자극되면 억제된다.

(5) 대장

대장은 직경 7.5cm, 길이 150cm 정도의 굵은 관으로 충수가 연결된 맹장, 상행결장, 횡행결장, 하행결장, S상 결장으로 구성되고 S상 결장은 직장과 항문으로 연결된다. 대장에서 소화효소는 작용하지 않으나 대장근육의 운동을 통해 흡수와 배설 과정을 담당한다.

2. 소화기계와 아로마테라피[9)]

소화기계에 도움을 주는 에센셜 오일은 다양하며, 내복하는 것은 권하지 않고 외용으로 사용하여 소화기계에 도움을 줄 수 있다. 아로마테라피 목욕법과 배 마사지는 설사, 변비, 소화불량 등의 소화기계 문제를 완화시킨다. 에센셜 오일을 흡입하면 에센셜 오일의 분자가 몸 안에서 순환되면서 간접적으로 소화기계에 영향을 미친다.

5. 신경계[10)]

신경계는 중추신경계와 말초신경계로 구분된다. 신경계는 신체조절과 소통을 감시하는 시스템이다. 신경계는 생각과 행동, 감정에 대한 신호장치 역할을 하며 신경세포가 전기충동으로 신속하고 정확하게 움직여 거의 즉시 반응이 나타나고 있다.

신경계의 기능은 첫째, 신체 안팎에서 일어나는 변화를 받아들이고 그때 수집된 정보를 감각 입력하는 감각기능, 둘째, 감각입력을 처리하고 무엇을 어떻게 해야 할지 결정하는 통합기능, 셋째, 근육이나 분비선을 활성화하여 나타나는 반응을 운동 출력하는 운동기능, 즉 충동을 활용해서 근육과 분비선이 즉시 활동하도록 도와줌으로써 신체 안팎에서 일어나는 변화에 빠르게 조절작용이 일어나도록 한다.

1. 신경계 종류

(1) 신경교

신경교는 신경접착제이다. 신경교는 중추신경계에 위치하여 지지, 보호, 분리, 양육하며 일반적으로 민감한 신경원을 보호한다.

(2) 신경세포뉴런

신경세포는 신경원이라고도 부르며, 신체 일부 부위에서 다른 부위로 메시지를 전달하는 기능이 고도로 발달되어 있다. 뉴런은 유형에 따라 가지돌기가 수백 개 있을 수 있지만 축삭은 하나밖에 없다. 뉴런과 뉴런의 접합부를 일반적으로 연접synapse이라 한다.

(3) 중추신경계

뇌는 크게 대뇌반구, 사이뇌간뇌, 뇌줄기, 소뇌로 나누어 볼 수 있다. 대뇌는 뇌 전체의 80%를 차지하며 사고, 판단, 인식, 생각, 학습, 기억 등 지성의 중추이다. 사이뇌간뇌는 대뇌와 중간뇌 사이 위쪽에 위치하며, 그 둘레에는 대뇌반구가 있다. 사이뇌는 시상, 시상하부, 시상상부, 시상후부와 솔방울샘송과체으로 구분된다. 뇌줄기뇌간는 중뇌, 다리뇌, 숨뇌로 구성된다. 소뇌는 다리와 숨뇌의 뒤쪽에 위치하고 있다. 소뇌는 내이로부터 평형감각이나 전신으로 심부감각 등을 받아들여 근육운동 및 근육의 긴장을 반사적으로 조절하고 신체운동이 원활하게 진행되도록 한다.

(4) 말초신경계

말초신경계는 중추신경계와 신체 말단을 연결하는 투사 전도로이며 외부나 체내에 가해진 자극에 의해 감각기에 발생한 신경흥분을 중추신경계에 전달하여 근육이나 분비선에 도달한다. 체성신경은 뇌신경 12쌍과 척수신경 31쌍으로 구분되고, 자율신경계는 교감신경과 부교감신경으로 구분된다.

2. 신경계와 아로마테라피[11)]

에센셜 오일과 마사지를 이용한 신경계에 대한 다양한 효능은 아로마테라피에서 매우 중요한 부분으로 최근 수많은 연구를 통해 입증되고 있다. 캐모마일, 베르가못, 샌달우드, 라벤더, 마죠람 등은 중추신경계를 진정시키는 효능이 있으며, 반대로 자스민, 페퍼민트, 바질, 클로브, 일랑일랑 등은 고양시키는 효과를 보인다.

6. 내분비계[12)]

내분비계는 도관이 없이 혈액 속으로 화학물질을 분비한다. 내분비샘에서 분비되는 화학물질을 호르몬이라 한다. 호르몬의 주요 조절작용은 첫째, 혈액 속의 전해질·물·영양의 균형유지 작용, 둘째, 정자·난자 형성과 생식기관 발육 및 성 생리에 작용, 셋째, 성장과 발달 작용, 넷째, 세포대사와 에너지 균형조절 작용, 다섯째, 스트레스에 대한 신체방어 작용 등이다.

1. 내분비계 종류

(1) 뇌하수체

뇌의 부속에 속하는 뇌하수체는 시상하부 사이뇌간뇌 아래에 있으며 접형골 내 위치한 완두콩 크기의 기관으로 무게는 약 0.5g 정도이다.

(2) 갑상샘

갑상샘은 비교적 큰샘으로 무게는 20~30g 정도, 가로, 세로, 폭이 5, 6, 1.2cm 정도이며 좌엽과 우엽 두 개로 구성되어 있다. 갑상샘 호르몬의 주요 작용은 물질대사의 항진, 발육, 성장, 뼈와 치아, 뼈대근의 발육을 촉진하고, 자율신경 중에서 교감신경계의 활동을 항진하고, 지능발달을 촉진하여 정신기능을 자극한다.

(3) 부갑상샘

갑상샘 뒤쪽 표면에 상부와 하부에 각각 2개씩 4개의 구슬 모양으로 구성되어 있다. 그러나 사람에 따라서 이보다 적거나 많을 수도 있다. 주세포에서는 부갑상샘 호르몬인 파라트호르몬을 분비한다.

(4) 부신

부신은 양측 콩팥신장 꼭대기에 얹혀 있는 삼각형의 내분비샘으로 오른쪽 부신은 피라미드 모양이고 왼쪽 부신은 반달 모양으로 무게는 3.5~5mg 정도이고 가로, 세로, 폭이 각각 3.5cm, 3.5cm, 4~6mm이다.

(5) 이자 췌장

이자 췌장 는 혼합선으로 뱃속에서 위장에 가까이 있다. 췌액을 분비하는 외분비와 호르몬을 분비하는 내분비로 나뉘며 이자샘의 수는 약 100만 개 정도로 특히 이자꼬리에 많이 분포되어 있다.

(6) 솔방울샘

솔방울샘은 뇌바닥에 돌출된 작은 원형으로 길이가 6mm이다. 여러 화학물질이 있지만 멜라토닌의 분비는 밤과 낮에 따라 달라지는데, 밤에 가장 많이 분비되어 잠이 온다. 멜라토닌은 신체에 대해 낮과 밤의 교체주기를 마련해주는 중요한 역할을 한다.

(7) 가슴샘

가슴샘은 가슴우리 위쪽, 복장뼈 뒤쪽에 있다. 유아나 어린이는 가슴샘이 크나 성인이 되면서 줄어들기 시작한다. 타이모신이라는 호르몬을 생성하며 어린 시절에는 타이모신이 림프구를 성숙시키는 인큐베이터 구실을 한다. 이들 림프구는 항체생산과 면역반응에 중요한 역할을 한다.

(8) 생식샘

난소는 여성의 생식샘으로 골반강 내 자궁의 양 옆에 위치한다. 난소는 난자를 생산하는 기능 외에도 성호르몬을 분비하는 기능을 갖는다. 고환은 남자의 생식샘으로 정자생산 및 테스토스테론이라는 남성호르몬을 분비한다, 테스토스테론은 남성의 2차 성징을 발현하며, 생식기관의 발육을 촉진시키고, 뼈대근 성장을 촉진시켜 남성으로서의 특징을 갖추게 한다.

(9) 콩팥 신장

콩팥 신장 은 단단한 막으로 둘러싸인 콩 모양의 장기로 복강의 후벽에 높게 위치해 있다. 일반적으로 혈액의 노폐물을 걸러주고 체액량과 체액의 pH를 조절한다.

(10) 심장

혈류량이 증가하여 심장근 섬유가 과도한 장력을 받게 되면 심방 나트륨 펩티드라는 호르몬이 분비된다. 이 호르몬은 앤지오텐신Ⅱ와 길항작용을 한다. 즉, 콩팥신장에서 수분과 나트륨이온을 제거하고 ADH나 알도스테론 등의 호르몬 분비를 억제시키는 역할을 한다.

(11) 위 · 장관

소화관에서 분비되는 호르몬을 위·장관호르몬이라고 하는데 위액 분비 촉진작용을 하는 가스트린, 이자개와 쓸개즙 분비 촉진작용을 하는 세크레틴, 위액 분비 억제와 이자췌장의 인슐린 분비 촉진작용을 하는 gastric inhibitory polypeptide, 쓸개수축분비과 췌액 분비 촉진 작용을 하는 콜레시스토키닌 판크레오지민 등이 있다.

2. 내분비계와 아로마테라피[13)]

오일은 후각-신경-내분비 경로를 통해 몸의 다양한 기능에 직·간접적인 방법으로 영향을 미친다. 에센셜 오일이 내분비 기능에 영향을 미치는 방법은 두 가지가 있다. 첫째, 에센셜 오일이 어떤 샘을 자극하여 호르몬 분비를 촉진하거나 정상화시킨다. 둘째, 에센셜 오일이 유사 호르몬 작용을 한다. 식물호르몬을 함유하는 식물들은 특유의 향기가 있고 추출된 에센셜 오일은 인체에서 유사호르몬 작용을 수행한다. 다수의 에센셜 오일들은 갑상샘, 부신수질, 부신피질을 포함하는 여러 분비샘의 호르몬 분비수치에 영향을 주는 것으로 알려져 있다.

7. 생식기계[14)]

생식의 처음 시작은 성의 분화이다. 첫 번째 단계로서 유사분열에 의한 원시생식세포가 증식하고 유사분열을 통하여 46개 염색체를 가진 세포분열 과정을 거쳐 두 번째 단계에 이른다.

인체내분비 조절로서 생식계의 성장과 유지가 지속되지만 연령의 증가로 호르몬 분비 감소와 함께 생식계는 퇴화되어 점차 수태 능력을 상실한다.

1. 생식기계 종류

(1) 남성의 생식기계

남성 생식기계는 두 개의 정소와 부수 생식기관으로 이루어졌다. 정소는 고환이라고도 불리는 계란형 구조이다. 내부는 여러 개의 망상구조를 형성하는 정세관으로 이루어져 정자를 생성한다. 부정소에서 시작된 정관은 방광 위를 거쳐 전립샘을 통과하면서 정낭에서 생산된 정액과 합하여 사정관을 형성하여 사정할 때 요도를 거치게 된다.

정낭은 방광 아래 위치하여 정액의 60%를 생산하고 여기 포함된 성분들은 정자의 영양공급과 운동을 활성화한다.

전립샘과 요도구샘은 방광 아래 위치하여 사정 시 물성분을 포함한 정액을 소량 분비한다.

요도는 방광의 기저부에서 음경 끝까지 이어져 있는 부분이며 남성의 요도는 생식기계와 비뇨기계에서 동시에 사용하는 정자 통로이자 소변 통로이나 동시에 통과시키지는 않는다.

(2) 여성의 생식기계

여성은 남성에 비해 복잡한 구조와 특성을 가진다. 구조는 내생식기인 난소, 난관, 자궁, 질이 있고 외생식기와 유방이 있다.

내생식기인 난소는 자궁의 양쪽에 위치하여 길이는 약 3cm가량이다. 난관은 자궁체부의 윗부분의 양쪽에 난소를 향한 10cm정도의 관이고 그 끝에는 깔때기 모양의 난관 팽대부가 있다. 자궁은 골반 속에 위치하여 방광과 직장 사이에 있는 주머니 모습이다. 길이는 6cm정도이며 2/3는 근육층이고 근육에 둘러싸인 작은 공간이 자궁강이다.

외생식기는 치구, 대음순, 소음순, 음핵, 요도구, 질구, 질전정으로 되어 있는데, 질구는 지방이 많은 둥근 치골결합 아래 위치하여 음모로 덮여 있다.

치구 앞의 대음순과 소음순은 커다란 피부주름과 그 안의 예민한 피부주름으로 구성되어 있다. 질전정은 대음순에 둘러싸여 있고, 앞쪽은 외요도구가 뒤쪽은 질구가 있다.

2. 생식기계와 아로마테라피[15)]

에센셜 오일은 생식기계에 유용한 오일이다. 제라늄은 생리 전 긴장 완화에 로즈, 제라늄과 자스민은 폐경기 증상에 도움이 된다. 또한 자스민은 전립선 문제 완화에 도움이 되고, 캐모마일, 펜넬, 쥬니퍼 베리, 제라늄, 사이프러스는 체액 정체와 생리전증후군에, 로즈는 심신의 재균형에 효과적이다.

단원평가

1. 순환기계의 종류에 대하여 서술하시오.

2. 호흡기계의 종류에 대하여 서술하시오.

3. 근육의 종류에 대하여 서술하시오.

Memo

단원평가

4. 소화기계의 종류에 대하여 서술하시오.

5. 신경계의 종류에 대하여 서술하시오.

6. 내분비계의 종류에 대하여 서술하시오.

Memo

Chapter 2

피부학[16]

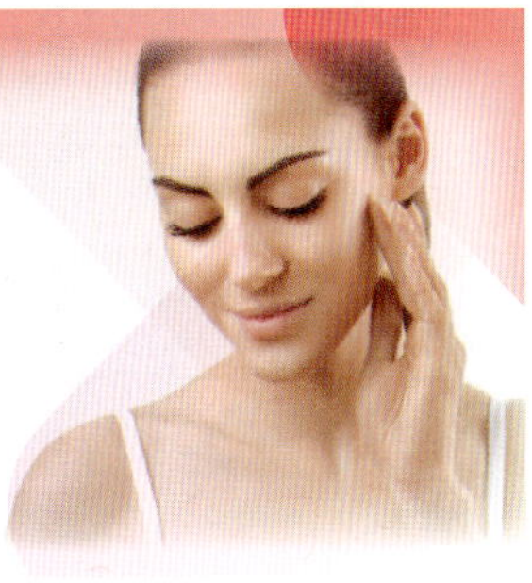

1. 피부의 정의, 구조 및 기능

1. 피부의 정의

피부는 신체의 외부를 둘러싸고 있는 가장 커다란 조직으로 신체의 내부 환경을 보호하고 유지하는 역할을 하는 체내의 모든 기관 중 가장 큰 기관이다.

2. 피부의 특징

① 피부 전체 면적은 약 1.6m^2, 체중의 17% 정도이며, 연령이나 영양상태, 성별에 따라 차이가 있다.

② 수분과 지방, 단백질 및 무기질로 이루어진 살아있는 하나의 신체 조직이다.

③ 세균의 침입으로부터 신체를 보호할 수 있는 항균력을 지닌다.

④ 표피, 진피, 피하조직으로 구성되고, 가장 얇은 피부층은 눈꺼풀이며 가장 두꺼운 층은 손바닥과 발바닥 부위이다.

⑤ 정상적인 피부의 경우에는 pH 4.5~6.5의 약산성이다.

3. 피부의 구조

(1) 표피

피부의 제일 상층부에 위치하고 피부 중에서 가장 얇은 층이다. 외부의 유해물질이나 균의 침입을 방어하며, 신체의 수분증발을 막고 자외선으로부터 피부를 보호한다.

표 2-1 표피의 구조 및 기능

구조	기능
각질층	• 피부의 가장 바깥층으로 각질 세포가 20~25층으로 이루어진다. • 각질화된 상피세포층으로 수분을 10~20% 정도 함유하고 있다. • 외부 자극으로부터 피부를 보호하며, 세라마이드와 천연보습인자NMF가 존재한다. • 죽은 세포로 비듬과 각질이 되어 탈락되는 층을 말한다. ▶ **세라마이드** : 각질층을 구성하는 각질세포간 지질 중 약 40% 이상을 차지하며 수분 억제와 각질층의 구조를 유지하는 기능이 있다. ▶ **천연보습인자NMF** : 각질층에 존재하는 수분성 성분을 총칭하며, 피부에 수분을 공급하여 각질층의 건조를 방지한다.
투명층	• 무핵의 편평세포로 주로 손바닥과 발바닥에 존재한다. • 엘라이딘이 존재하며 탄력성과 투명도가 높다. • 빛을 차단하는 역할을 해준다. ▶ **엘라이딘** : 투명층에 존재하는 반유동성 물질로 수분침투를 방지하고 피부를 윤기있게 해주는 역할을 하는 단백질
과립층	• 각질화의 시작단계이며 유핵 세포와 무핵 세포가 같이 존재한다. • 투명층과 과립층 사이에 레인방어막이 존재한다. • 햇빛에 의해 비타민 D를 합성한다. ▶ **레인방어막의 역할** : 외부로부터 이물질 침입 방어, 피부건조방지, 피부염 유발 억제, 체액 및 체내의 필요물질이 체외로 빠져나가는 것을 방지
유극층	• 표피 중에 가장 두꺼운 층 • 유핵 세포층으로 세포 재생이 가능하다. • 면역 반응을 담당하는 랑게르한스 세포가 존재한다. • 림프액이 존재하여 영양공급, 노폐물 배출, 혈액순환을 촉진한다.
기저층	• 표피의 가장 아래에 존재하는 층으로 새로운 세포가 형성되는 층이다. • 원추형 세포와 멜라닌 형성세포가 존재한다. • 각질형성세포와 멜라닌 형성세포가 4~10:1의 비율로 존재한다.

표 2-2 표피의 구성 세포

종류	특징
각질형성세포 Keratinocyte	• 기저층에 존재하며 표피의 각질 케라틴을 형성한다. • 표피세포의 80% 정도로 주요 구성 성분이다.
멜라닌 형성세포 Melanocyte	• 표피의 기저층에 존재하며 멜라닌 색소를 생성한다. • 표피세포의 5~10%를 차지하며 멜라닌 세포수는 인종과 피부색에 상관없이 일정하다. • 자외선을 흡수, 산란시켜 피부의 손상을 방지한다. • 티로신이라는 아미노산에서 합성된다.
랑게르한스 세포 Langerhans Cell	• 유극층에 위치하며 피부의 면역기능을 담당한다. • 외부의 항원을 림프구로 전달하는 역할을 한다.
머켈 세포 Merkel Cell	• 기저층에 위치하며 촉각을 감지하는 역할을 하는 촉각세포이다. • 신경섬유의 말단과 연결되어 있어 신경자극을 뇌로 전달하며 손바닥, 발바닥, 입술 등에 있다.

(2) 진피

① 피부의 주체를 이루는 층으로 표피보다 15~40배 정도 두꺼우며 피부의 90% 이상을 차지한다.

② 피부조직 외 부속기관인 혈관, 신경관, 림프관, 땀샘, 기름샘, 모발과 입모근을 포함하고 있다.

③ 유두층과 망상층으로 구별되지만 경계가 뚜렷하지는 않다.

④ 진피의 수분 함유량은 60% 정도이며 신체의 탄력적 균형 유지와 피부의 윤기 및 긴장도를 유지하는 역할을 한다.

표 2-3 진피의 구조 및 기능

종류	특징
유두층	• 솔방울 모양의 돌기로 모세혈관이 몰려 있는 곳이다. • 다량의 수분을 함유하고 있고, 혈관을 통해 기저층에 영양분을 공급한다. • 신경을 전달하고, 감각기관인 촉각과 통각이 존재한다.
망상층	• 진피의 4/5를 차지하며 유두층의 아래에 위치한다. • 피하조직과 연결되는 층으로 피지선, 한선, 림프관, 혈관, 모낭 등에 분포한다. • 온각과 냉각, 압각이 존재한다. • 교원섬유와 탄력섬유로 이루어진 그물 모양의 피하조직과 연결되어 늘어나거나 파열되지 않게 보호한다.

표 2-4 진피의 구성 세포

구성물질	특징
콜라겐 교원섬유	• 진피의 90%를 차지한다. • 피부에 장력을 제공하고 상처치유를 돕는다. • 피부에 탄력성, 신축성을 부여하고 섬유아세포에서 생성되며 보습작용이 뛰어나다. • 노화와 자외선의 영향으로 콜라겐의 양이 감소하면 피부 탄력감소 및 주름형성의 원인이 된다.
탄력섬유 엘라스틴	• 엘라스틴으로 구성되며 신축성과 탄력성이 있어 원래 상태로 복귀가 가능하다. • 교원섬유보다 짧고 가는 단백질이다. • 피지선과 한선 주변에 특히 많이 분포한다. • 섬유아세포에서 생성되며 피부탄력을 결정짓는 중요한 요소이다.
기질	• 진피의 결합섬유와 세포 사이를 채우고 있는 젤 상태의 물질이다. • 당단백질의 기질로 친수성 다당체로 물에 녹아있는 점액 형태이다.

(3) 피하조직

① 진피와 근육 사이에 위치하며, 피부의 가장 아래층에 해당된다.

② 여성호르몬과 관련되어 남성보다 여성이 더 발달되어 있다.

③ 피하지방의 두께에 따라 비만의 정도가 결정된다.

④ 기능 : 탄력유지, 영양분 저장, 외부충격 흡수, 체온조절 등

4. 피부의 부속기관

(1) 한선땀샘

① 진피와 피하지방 조직의 경계부위에 위치한다.

② 열이나 운동, 정신적 흥분 등은 한선의 활동을 증가시킨다.

③ 체온조절과 분비물 배출, 피부습도유지 및 피지막과 산성막을 형성하는 기능을 가지고 있다.

표 2-5 한선의 종류

구부	특징
에크린선 소한선	• 입술, 생식기, 손톱을 제외한 전신에 분포손·발바닥, 이마, 겨드랑이에 많이 분포 • 체온 조절 및 노폐물 배출 • 무색, 무취의 땀을 분비하는 기관
아포크린선 대한선	• 에크린선보다 깊은 곳에 위치 • 독특한 체취를 발생 • 겨드랑이, 유두, 배꼽, 생식기, 항문 주변에 분포 • 사춘기 이후에 주로 발달하며, 갱년기 이후는 퇴화되어 분비가 감소된다.

(2) 피지선

① 피지를 분비하는 샘으로 진피층에 위치한다.

② 손·발바닥을 제외한 전신에 분포한다.

③ 하루에 1~2g 정도를 분비한다.

④ 피지는 피부건조를 방지하고 피부를 보호하며, 땀과 함께 피지막을 형성하여 피부표면의 세균 성장을 억제한다.

(3) 모발

① 경단백질인 케라틴 중 시스틴이 가장 많이 함유되어 있다.

② 정상적인 모발의 pH는 4.5~5.5이다.

③ 모발의 하루 성장 길이는 0.2~0.5mm이며 평균 수명은 3~6년이다.

표 2-6 모발의 구조

<table>
<tr><th colspan="2">구분</th><th>특징</th></tr>
<tr><td rowspan="3">모간부
피부 표면</td><td>모표피</td><td>모발의 가장 외부에 있는 층으로 스스로 재생능력이 없다.</td></tr>
<tr><td>모피질</td><td>중간층에 위치하고 모발의 75~90%를 차지하며 멜라닌을 함유하는 층으로 친수성의 성질을 가지고 있다.</td></tr>
<tr><td>모수질</td><td>모발의 중심에 위치하고 벌집 모양으로 되어 있으며, 가는 모발에는 존재하지 않는다.</td></tr>
<tr><td rowspan="5">모근부
피부 내부</td><td>모근</td><td>두피에 움푹 들어가 있는 부분</td></tr>
<tr><td>모낭</td><td>모근 부위를 싸고 있는 내외피의 피막</td></tr>
<tr><td>모구</td><td>모질 세포와 멜라닌세포로 구성</td></tr>
<tr><td>모유두</td><td>모낭 끝에 있는 작은 돌기로 모구에 산소와 영양을 공급</td></tr>
<tr><td>모모세포</td><td>새로운 모발 형성 및 세포분열과 증식에 관여하여 머리카락을 만들어냄</td></tr>
<tr><td colspan="2">입모근</td><td>근육으로 추위나 무서움 등을 느꼈을 때 자율신경계에 영향을 받아 수축하며, 속눈썹, 눈썹, 겨드랑이에는 입모근이 존재하지 않는다.</td></tr>
</table>

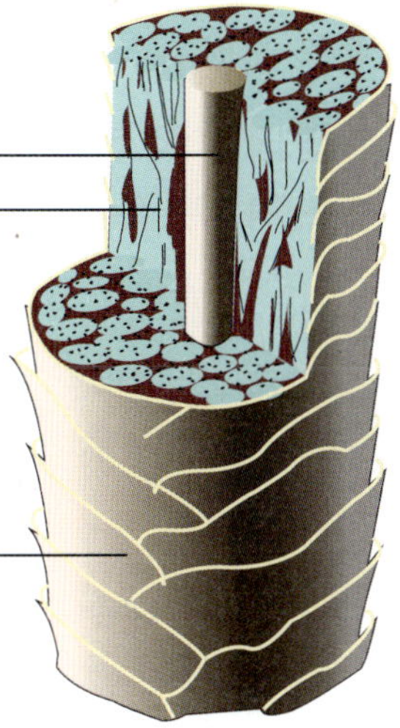

모간부의 구조

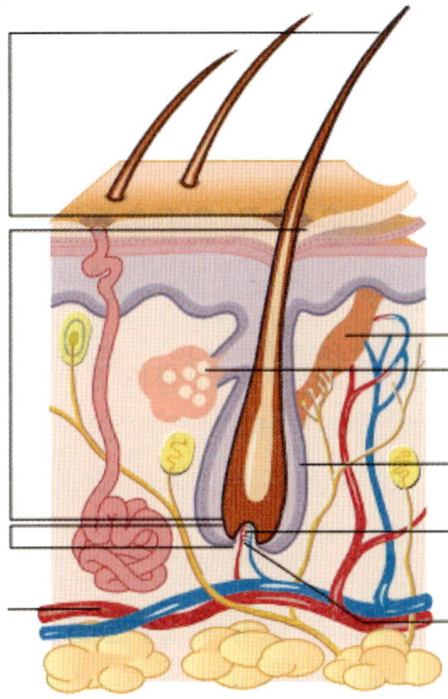

모근부의 구조

그림 2-1 모발의 구조

표 2-7 모발의 성장주기

구분	특징
성장기 Anagen	• 전체 모발의 80~90%를 차지하며 퇴화기까지 자가 성장을 한다. • 한 달에 약 1~1.5cm 정도 자란다.
퇴행기 Catagen	• 세포분열이 중지되고 모근이 파괴되며 혈액공급이 중단된다. • 전체 모발의 1% 정도로 대략 3~4주간 지속된다. • 세포분열이 정지된다.
휴지기 Telogen	• 모낭과 모유두가 완전히 분리된다. • 빗질이나 브러싱, 샴푸 등에 의해 빠지거나 새로운 모발에 의하여 두피로부터 탈락된다. • 전체 모발의 4~14%가 4~5개월간 지속되는 단계이다.

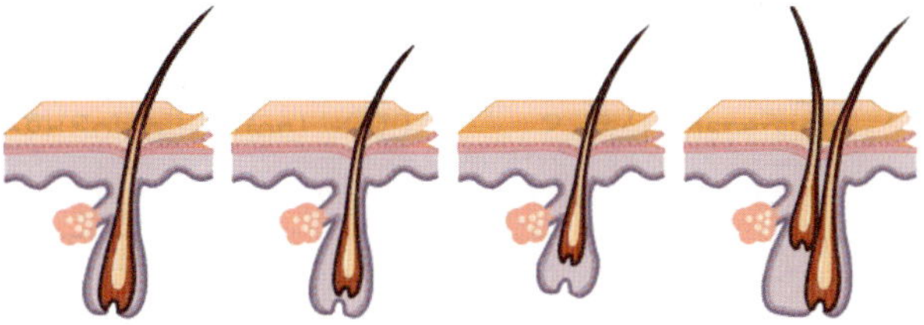

그림 2-2 모발의 성장주기

(4) 손톱 조갑

① 경단백질인 케라틴과 아미노산으로 이루어진 피부부속기관이다.

② 평균 성장률은 하루에 0.10mm이며 이는 3~4mm/월에 달한다.

③ 성장률은 원형세포들의 교체에 의해 결정되고 새로운 하나의 조갑이 형성되는데 걸리는 시간은 대략 6개월이다.

④ 손톱 밑살과 손가락 끝을 보호하며 손가락 끝으로 물건들을 잡을 수 있는 배압판을 제공한다.

⑤ 찢거나 자르고 할퀴거나 긁는 방어의 기능도 한다.

5. 피부의 기능

표 2-8 피부의 기능

기능	설명
보호기능	• 미생물, 화학물질, 자외선 및 광선 등으로부터 피부를 보호한다. • 각종 외부환경으로부터 스스로를 1차적으로 방어하는 기능과 자외선 차단 기능이 있다.
지각기능 감각기능	• 온각, 냉각, 촉각, 압력 및 통증 등의 수용체인 피부의 감각신경이 있다. • 피부에서 감각을 느끼면 그 자극을 바로 뇌에 전달하는 기능을 담당한다.
체온조절 기능	• 열의 부도체로서 체온을 조절하는 기능을 한다. • 체온의 변화에 빠르게 적응하며, 체온이 상승할 때는 땀에 의해서 열을 발산시키며, 외부의 온도가 떨어질 때는 모세혈관과 기모근의 수축으로 열을 빼앗기지 않는다. • 온도 변화에 적응하여 일정한 체온을 유지시키는 역할을 한다.
분비기능	• 피지선과 한선이 있어 피지와 땀이 분비될 수 있게 해준다. • 피지와 노폐물을 배출하고 수분 함유량을 유지한다. • 적당한 땀의 배출은 밝은 피부를 유지할 수 있도록 해준다.
흡수기능	• 모낭과 피지선을 통해 여러 화학 성분들을 흡수할 수 있다. • 세포, 세포간극, 모공을 통하여 영양성분을 흡수한다. • 적당한 땀의 배출은 밝은 피부를 유지한다.
저장기능	• 수분과 영양분, 혈액을 저장한다. • 피하지방조직에 10~15kg의 지방 저장이 가능하다.
호흡기능	• 산소를 흡수하고 이산화탄소를 방출하면서 에너지를 생성한다.

2. 피부 타입 분석[17)]

1. 정상중성피부 특징

① 이상적인 피부 타입이며 주로 20세 정도까지에서 가장 많이 나타난다.

② 피부결은 곱고 균일하며 윤기가 있으며 촉촉하다.

③ 주름이 없고 팽팽하다.

④ 유·수분의 밸런스가 균형적이다.

⑤ 얼굴색은 연한 핑크색을 띠고 있다.

2. 정상중성피부 관리

① 세안을 소홀히 하지 않고 이중세안을 철저하게 한다.

② 스크럽제를 사용할 때는 피부에 강한 자극을 주어서는 안 되고 피부가 예민해지므로 가볍게 주 1회만 실시한다.

③ 주 1회 정도 수분팩과 영양팩을 해줌으로써 수분 공급이 충분히 되도록 한다.

④ 수분 크림 및 유분 크림을 적절히 사용하여 유·수분 밸런스를 맞춰주고 자외선 차단을 위해 선크림을 꼭 사용한다.

⑤ 관리를 소홀히 하면 건성이나 지성으로 발전하기 쉬우므로 평소 관리가 중요하다.

3. 건성피부 특징

① 얼굴 전체적으로 유분과 수분이 부족한 상태이다. 각질의 수분 함유능력 저하로 가려움이 유발되기도 한다.

② 뜨거운 물의 사용이나 잦은 목욕에 의해서 발생한다.

③ 목부터 노화가 오므로 얼굴 관리 시에 반드시 목관리도 해 준다.

④ 눈가에 잔주름이 생기므로 눈 관리도 함께 병행한다.

4. 건성피부 관리

① 크림 타입이나 오일 타입으로 메이크업을 제거한다.

② 세안 시 뜨거운 물 사용을 금한다.

③ 스크럽제를 사용하여 자극을 주게 되면 각질층의 손상으로 각질이 하얗게 일어나게 되므로 스크럽제는 사용하지 않는다.

④ 스티머 사용 시 너무 오랫동안 사용하게 되면 피부가 늘어나게 되므로 주의한다.

5. 지성피부 특징

① 모공이 넓고 피부가 두꺼워 보인다.

② 유분이 많아서 번들거리며 피부의 결이 매끄럽게 보이지 않는다.

③ 화장 시 쉽게 지워지고 지속성이 떨어지며, 여드름이나 뾰루지, 블랙헤드 등이 생기기 쉬우므로 세안에 신경써야 한다.

6. 지성피부 관리

① 과다한 피지분비로 모공이 닫혀 있거나 코메도 현상이 있을 수 있으므로 피지 제거를 잘해야 한다.

② 세안 시에 스크럽이 들어 있거나 글리콜산 등이 함유된 물 세안제를 사용하여 피지 제거를 확실히 한다.

③ 로션 타입을 이용하여 메이크업을 제거한다.

7. 민감성피부 특징

① 모공이 작으며 피부가 섬세하다.

② 홍반과 같은 현상이 생기며 색소침착이 생길 수 있다.

③ 특정 향에 민감하며 과도한 자외선 노출이나 칼슘 부족 시에도 나타날 수 있다.

8. 민감성피부 관리

① 수분을 많이 섭취하고 수분 제품을 바르며, 외출 시에는 자외선 차단제를 사용한다.

② 무색, 무취, 무알콜 화장품을 사용하며, 스크럽 등 자극을 줄 수 있는 관리는 하지 않는다.

9. 복합성피부 특징

① 중성, 지성, 건성 중에 두 가지 이상의 피부를 가지고 있다.

② 피부결이 매끄럽지 않고 전체적으로 피부조직이 일정하지 않다.

③ T존 부위는 피지분비가 많아 지성피부의 특징을 가지고 U존 부위는 수분이 부족한 건성피부의 특징을 가진다.

④ 여드름 발생이 쉽고 눈가 잔주름이 생기기 쉽다.

10. 복합성피부 관리

① 로션 타입의 클렌징제를 사용한다.

② 따뜻한 물을 이용하여 세안한 후 찬물로 마무리한다.

③ 계절이나 생활환경에 따라 볼 부위가 예민해질 수 있으므로 모세혈관 확장피부로 발전하지 않도록 자외선을 오래 쪼이거나 강한 자극을 주지 않는다.

11. 노화피부 특징

① 피부가 탄력을 잃게 되며 모공이 넓어진다.

② 윤기가 없어지고 얇아진 피부로 인하여 주름이 늘어난다.

③ 피부의 건조 증상과 함께 노인성 반점, 잡티 등 색소침착이 생긴다.

④ 노폐물의 축적으로 인해 표피가 두꺼워진다.

12. 노화피부 관리

① 보습과 재생기능이 있는 화장품을 사용하고 자외선 차단제를 사용한다.

② 올바른 식습관과 균형 잡힌 생활습관을 유지한다.

3. 마사지법Massage

에센셜 오일의 선택에 따라 다양하게 적용할 수 있는 방법으로 얼굴은 0.2~1%, 바디는 1~3%, 복부는 1~3%, 등은 1~5%, 발은 1~3%의 비율로 혼합 후 사용한다.

1. 얼굴의 경혈점[18)]

표 2-9 얼굴 경혈점의 효과

구분	특징
백회	두정부에 있으며 신경을 진정시키는 효과
찬죽	눈썹머리 내측에 약간 들어간 곳에 있으며 눈의 떨림, 부종, 눈 주위의 잔주름 예방에 효과
정명	눈머리와 코 사이에 들어간 부분에 있으며 눈을 상쾌하고 아름답게 해주는 효과
동자료	눈꼬리가 들어간 부분에 있으며 눈 주위의 잔주름 예방에 효과
태양	뇌하수체와 관련되어 마음을 안정시켜주는 효과
거료	콧방울 외측에서 약 2cm 가량 떨어진 곳에 있으며 볼의 피로를 덜어주는 효과
영향	콧방울 바로 옆에 있으며 볼의 피로를 덜어주는 효과
지창	입술 끝 외측에서 약 1cm 부위에 있으며 입 주위 주름 예방에 효과
승장	아랫입술 중앙 아래에 있으며 입 주위의 피로를 덜어주고 주름을 예방하는 효과

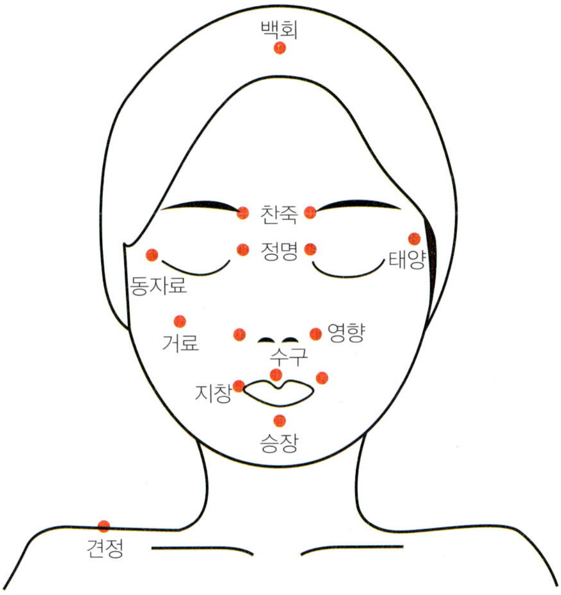

그림 2-3 얼굴의 경혈점

2. 마사지 테크닉[19]

(1) 경찰법 Effleurage, Stroking

손바닥을 사용하여 마사지하는 동작으로 신경계를 자극하여 정맥과 림프의 순환을 촉진시켜 체액의 정체를 막아주며 독소 배출을 도와준다.

(2) 유연법 Petrissage, Kneading

한 손이나 양손 모두를 사용하여 반죽하듯이 주무르는 동작으로 약한 압이나 강한 압을 적절하게 사용하여 적용한다. 몸속의 노폐물과 피로물질을 제거해 주고 근조직의 균형을 맞춰주는 효과가 있다.

(3) 강찰법 Friction

손가락을 사용하여 문지르는 마사지 방법으로 근육을 따라 적용하고 피부 조직의 유착을 막아주는 효과가 있으며 관절 부위의 체액 흡수를 도와준다.

(4) 흔들어주기 Vibration

떨기의 동작으로 정지 상태이거나 이동하면서 적용할 수 있으며 신경이 지나는 길을 따라서 마사지한다. 신경통로를 자극하고 정화해줌으로써 편안함을 가져다준다.

3. 얼굴 매뉴얼 테크닉

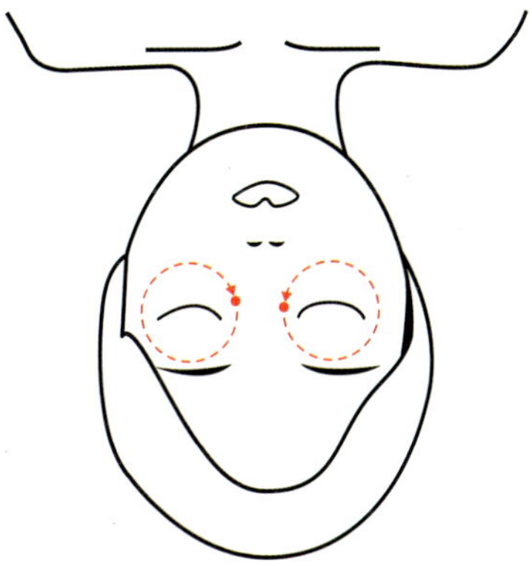

- 눈 주위를 양손의 중지로 원을 그리며 3회 정도 동작 후 찬죽을 누른다.

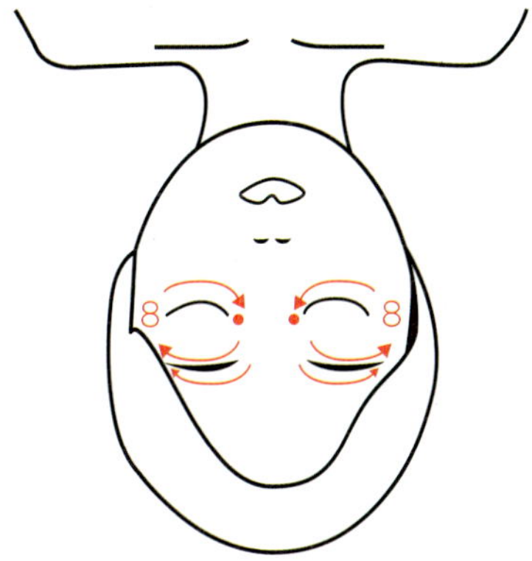

- 관자놀이에 8자를 그리는 동작을 6회 정도 반복 후 눈 밑으로 돌아 정명을 누른다.
- 양손 엄지와 검지로 눈썹을 집듯이 잡으며 눈썹 꼬리 쪽으로 향한다.

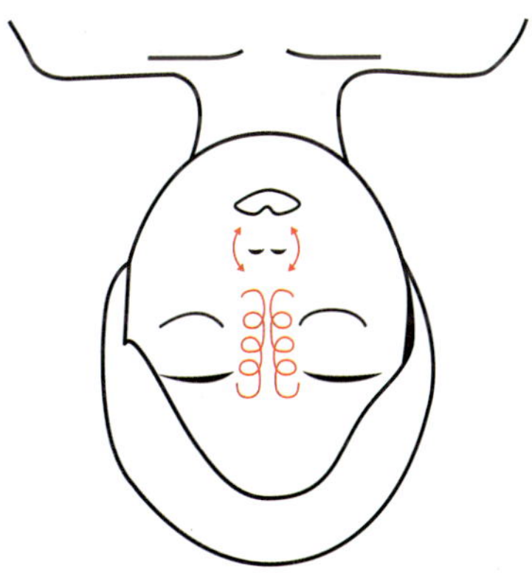

- 콧등을 양 중지로 나선을 그리고 눈썹 머리 쪽으로 다시 나선을 그리며 콧방울 쪽으로 상하 3회 한 다음 콧방울을 위아래로 문지른다.

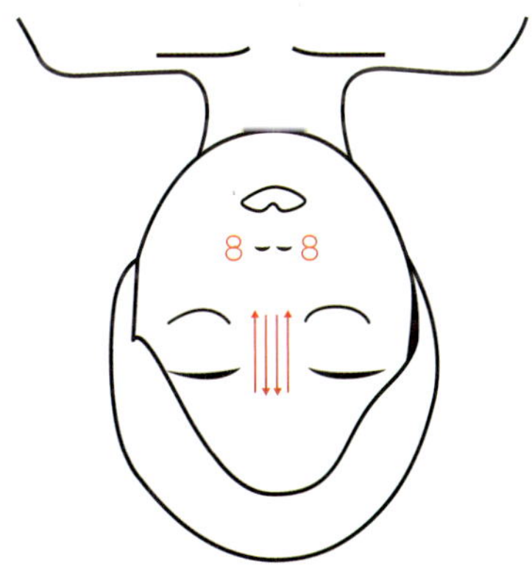

- 중지로 콧방울 옆을 8자로 그리며 위에서 아래로 가볍게 반복한다.
- 중지와 약지로 콧등을 이마를 향해 쓸어 주고 다시 아래로 향해 쓸어 내린다.

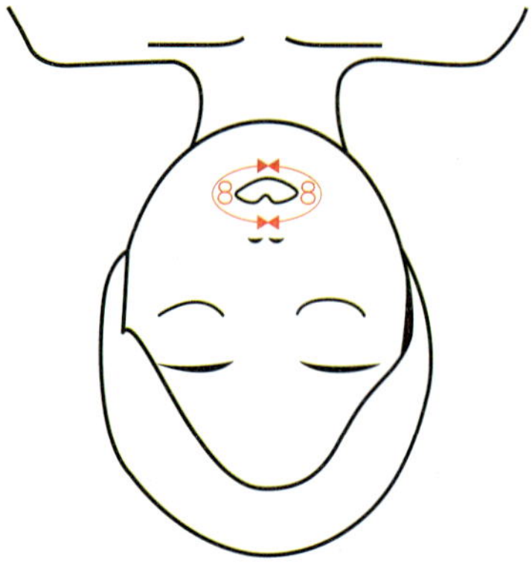

- 양손의 4지를 턱밑에 대고 양 엄지를 이용하여 승장에서 수구 쪽으로 반원을 그리듯 6회 정도 한 다음 지창 부위를 8자로 쓸어 준다.

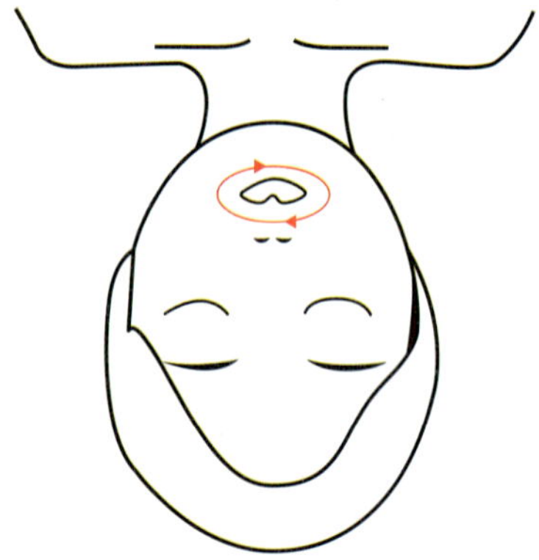

- 오른쪽 중지와 약지를 가위 모양으로 벌려 입술을 집듯이 왼쪽에서 오른쪽, 오른쪽에서 왼쪽으로 4회 정도 쓸어 준다.

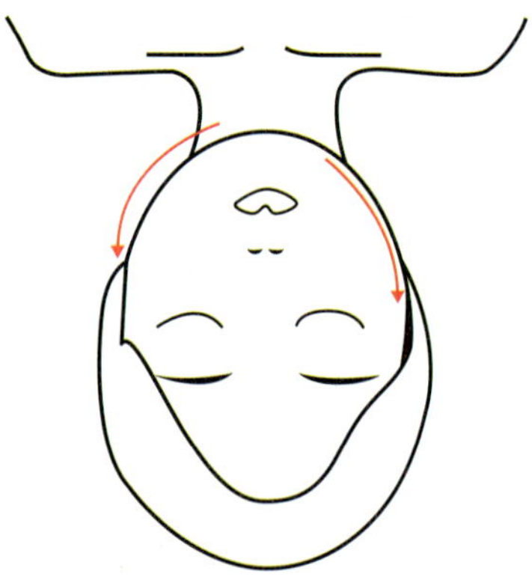

- 양손의 4지를 턱밑에 엄지는 턱 위에 두고 턱을 잡아당기듯 양손을 교차하여 귀밑까지 쓸어 주기를 4회 한다.

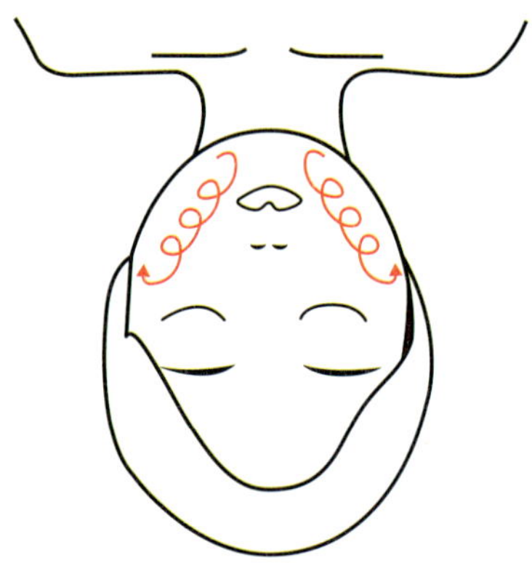

- 양손 중지와 약지로 턱 쪽으로 나선을 그리며 내려가 턱에서 만나 다시 귀밑으로 나선을 그린다.

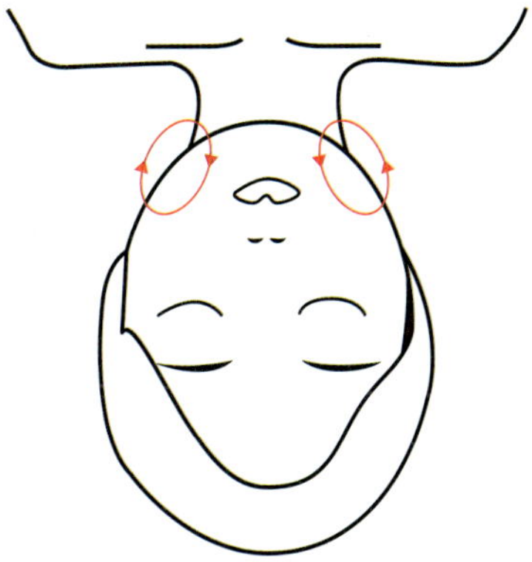

- 양손 바닥으로 볼을 감싸듯 또는 가볍게 주먹을 쥐듯 원을 그리며 부드럽게 테크닉한다.

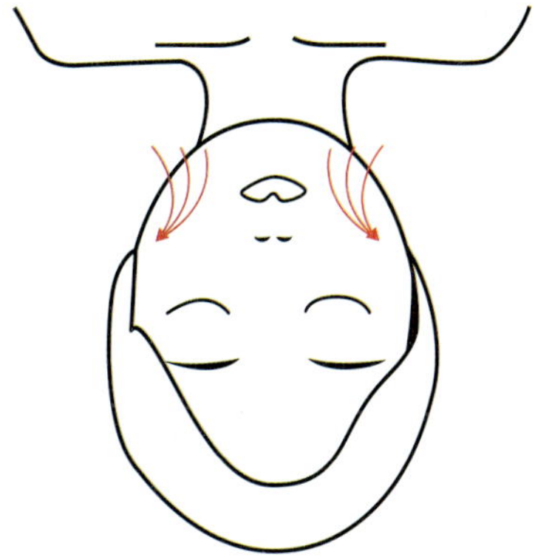

- 네 손가락을 부채살 모양으로 펴서 볼을 튕긴다.

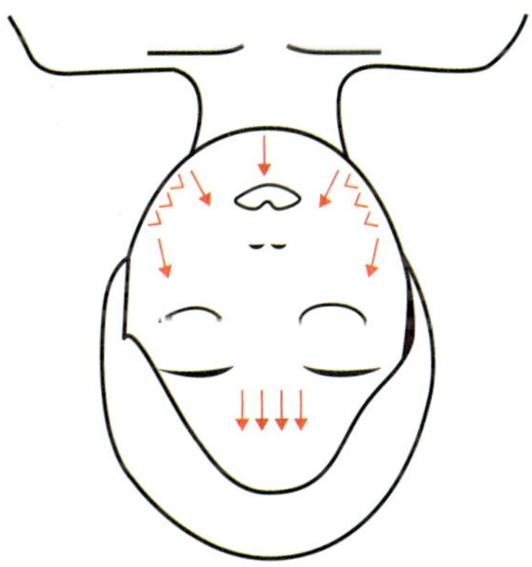

- 왼쪽 볼에서 이마, 오른쪽 볼, 턱 중앙까지 위를 향해 양손을 교대로 얼굴 전체를 쓸어 준다.
- 검지와 중지를 이용하여 볼을 집어 위쪽으로 탄력있게 튕긴다.

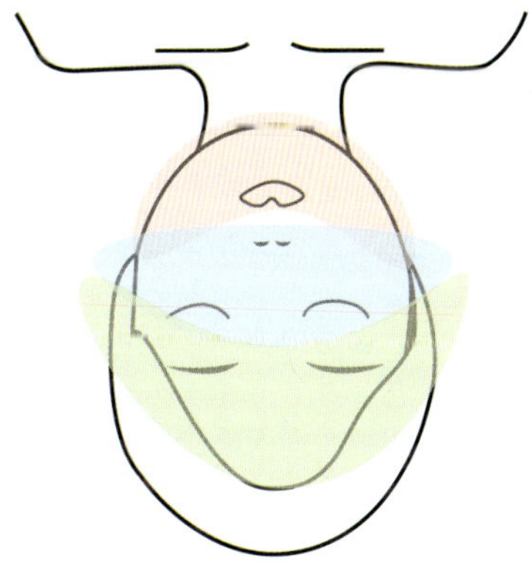

- 양손 바닥을 이용하여 턱과 입을 감싸고 하악각까지, 볼을 감싸고 귀 옆까지, 이마에서 관자놀이까지 가볍게 쓰다듬기 동작으로 쓰다듬는다.

단원평가

1. 피부의 특징에 대하여 서술하시오.

2. 표피의 구성 세포에 대하여 서술하시오.

3. 한선의 종류에 대하여 서술하시오.

Memo

단원평가

4. 모발의 구조에 대하여 서술하시오.

5. 피부의 기능에 대하여 서술하시오.

6. 피부 타입별 특징을 서술하시오.

Memo

Chapter 3

화장품학

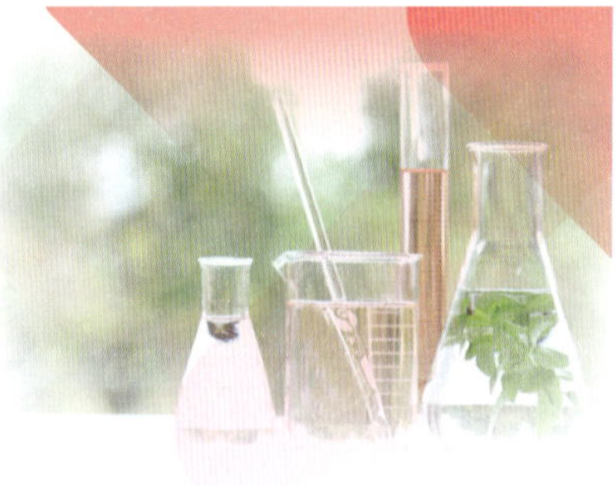

1. 화장품학 개론[21)]

1. 화장품의 정의 및 분류

(1) 화장품의 의의

① 인체를 청결·미화하여 매력을 더하고 용모를 밝게 변화시키거나 피부·모발의 건강을 유지 또는 증진하기 위하여 인체에 사용되는 물품으로서 인체에 대한 작용이 경미한 것을 말한다.화장품법 제2조 제1항 다만, 의약품에 해당하는 물품은 제외한다.

② 우리나라는 1999년 9월 화장품법을 제정, 2000년 7월부터 시행하고 있다.

(2) 화장품의 4대 기능

① **안전성** : 피부에 대한 자극, 알레르기, 이물 혼입, 파손, 독성이 없을 것.

② **안정성** : 보관에 따른 변질, 변색, 변취, 미생물의 오염이 없을 것.

③ **사용성** : 사용감피부 친화성, 촉촉함, 부드러움 등, 편리성크기, 중량, 형상, 기능성, 휴대성 등, 기호성디자인, 색, 향기 등.

④ **유효성** : 보습 효과, 수렴 효과, 혈액순환 촉진 효과, 노화 억제, 자외선 차단, 미백 효과, 세정 효과, 색채 효과 등을 부여할 것.

(3) 화장품, 의약외품, 의약품

표 3-1 화장품, 의약외품, 의약품의 구별 기준

구분	화장품	의약외품	의약품
의미	건강한 사람이 아름다움 또는 젊음을 유지·증진시키기 위해 사용	정상인이 사용하는 제품 중에 어느 정도 약리학적 효능·효과를 나타냄	인체에 이상이 생겼을 때 치료 또는 정상으로 복귀시킬 때 필요한 물품
대상	정상인	정상인	환자
사용목적	청결, 미화	위생, 미화	치료, 진단, 예방
사용기간	장기간	장기간	단기간 또는 일정기간
사용범위	전신	특정부위	특정부위
부작용	없어야 함	없어야 함	있을 수 있음
종류	스킨, 로션, 크림	약용치약, 탈모제, 구취제거제, 여성 청결제, 염모제	연고, 항생제

2. 화장품의 역사[22)]

(1) 화장품의 기원

① 신체 보호설 : 자연으로부터 몸을 보호하기 위한 목적

② 장식설 : 아름다워지고자 하는 본능에 따른 욕망

③ 계급설 : 남녀의 구별, 사회적 계급, 종족, 신분을 구별하기 위한 목적

④ 종교설 : 신에게 경배나 제사를 드리기 위한 목적

(2) 우리나라 역사

① 고대 : 민간요법에서 쑥을 달인 물에 목욕하면 피부가 희고 건강해지며, 마늘과 꿀은 잡티, 기미를 제거하는 효과가 있다고 알려져 있는 것을 볼 때, 단군신화에 나오는 쑥과 마늘의 사용이 화장 역사의 시초라는 해석이 가능하다.

② **고구려** : 수산리 고분벽화의 귀부인은 눈썹이 약간 가늘고 둥글며 볼과 입술은 연지로 단장했으며, 쌍영총에는 시녀로 추측되는 여인이 화장을 하고 있는 벽화가 있는데, 이를 통해 당시에는 신분에 관계없이 누구나 화장을 했음을 알 수 있다.

③ **백제** : 은은한 화장을 즐겨하였으며 연지는 사용하지 않았다. 화장에 귀천이 존재하여 분대화장기생들의 짙은 화장과 비분대화장여염집 여인들의 옅은 화장으로 구분하였다. 가늘고 아름다운 눈썹이 유행하고, 향낭향주머니를 차고 다녔다.

④ **신라** : 신라에서는 일찍이 백분과 연지를 만들어 볼과 입술에 사용하였다. 연지는 홍화와 돼지기름을 혼합하여 만든 것을 사용하였으며, 눈썹은 굴참나무나 너도밤나무의 재를 기름에 개어 만든 미묵으로 그렸다.

⑤ **통일신라** : 삼국시대의 신라 때보다 화려해졌으며, 연분을 제조하였다.

⑥ 1916년 : 우리나라 최초의 근대적 화장품인 박가분이 등장하였다.첨가된 납성분으로 독성을 일으킴, 화장독

⑦ 1930년 : 납을 사용하지 않은 서가분과 서울분이라는 백분이 등장하고, 동동구리무 크림이 판매되었다.

⑧ 1945년 해방 이후 : 기능별로 세분화되어 콜드크림, 바니싱 크림, 백분, 머릿기름, 모발제품 활성화, 향수 등이 사용되었다.

⑨ 1960년 : 화장품 산업의 본격화로 방문판매 방식이 도입되며 화장품 구입이 쉬워지고 자연스러운 피부표현 화장법으로 변화하였다.

⑩ 1970년 : TPOTime, Place, Occasion, 즉 때와 장소, 상황에 따라 적합한 화장을 해야 한다는 메이크업 캠페인이 등장하였다. 화장품의 수준과 화장기술이 점점 향상되어 국내 화장품의 외국수출을 시작하였다.

⑪ 1980년 : 1980년대 초 독일에서 피부미용 관리가 도입되었다. 안정성과 평가기술의 발달로 생명공학 원료를 사용하기 시작했다. 생명공학기술을 이용한 히알루론산과 립스틱의 천연색소 성분을 대량 생산하고 노화억제Anti-Ageing화장품, 무향, 무색소, 저방부제의 민감성 화장품이 개발되어 피부생리에 기초를 둔 제품을 연구하였다.

⑫ 1990년 : 식물성분들을 함유한 자연성 화장품이 등장하였고, 머드팩 유행, 레티놀Retinol을 이용한 기능성 화장품이 각광 받으며 아로마 테라피Aroma Therapy에 대한 관심이 높아지면서 피부관리 등의 분야에 응용하였다.

⑬ 2000년 : 1999년 9월 화장품법이 제정되고 기능성 화장품이 도입되면서 피부미백, 주름개선, 자외선 차단의 효과를 지닌 제품처럼 기능성 소재의 개발에 대한 연구가 활발히 이루어지고, 나노 기술이 화장품 제조기술에 도입되었으며, 바디 피부관리, 두피·모발제품이 다양하게 활성화하였다.

(3) 서양의 역사[23)]

① 원시시대

- 자연으로부터 곤충, 동물 등의 외부 공격에 신체를 보호하기 위해 전신에 색을 칠하거나 주로 나무껍질이나 나뭇잎, 풀 등을 이용하여 얼굴이나 머리, 몸에 칠하였다. 주술적 의미, 계급, 신분 표시

② 이집트 시대

- 종교의식, 개인화장을 하면서 화장이 유래하였으며 미라의 보존 기술을 통해 화장과 방부제를 사용하였다. 태양과 곤충으로부터 눈을 보호하기 위해 코홀Khol : 화장먹이란 염료를 눈썹과 속눈썹에 검게 칠하였다.
- 올리브 오일, 양모오일, 아몬드 오일, 꿀, 우유와 흙을 혼합하여 피부를 관리하였다.
- 아이섀도Eye Shadow가 발명되었고, 녹색과 흑색 아이섀도를 즐겨 사용하였으며, 눈화장이 성행색소화상하였다.

③ 그리스 시대

- 화장품과 향수를 만들어 종교의식, 의약 목적 및 개인이 사용하였으며 목욕 후에 향수를 즐겨 사용하였다.

④ 로마 시대

- 화장품과 향료를 많이 사용하였고 향장품 발달의 전성기를 이루었다.
- 목욕문화가 발달하여 한증 목욕법과 스팀 미용법이 생활화되었다.
- 남성들은 얼굴에 난 털을 깎기 시작하여 오늘날 면도와 이발의 시초가 되었다.
- 백연, 백묵, 석고 등을 이용하여 얼굴을 하얗게 표현하여 백색미인이 유행하였다.

⑤ 중세시대

- 기독교의 금욕주의 영향으로 화장을 하고 신체를 가꾸는 행위가 제한·금지되었다.
- 목욕을 제한하였으며, 체취 해결을 위해 향수를 사용하였다.

⑥ 르네상스 시대

- 십자군의 귀향으로 향장과 향료 연구에 발전적 계기를 마련했다.
- 15세기에는 머리를 뒤로 모아 묶고 눈썹을 밀어서 가늘게 하는 것이 유행하였으며, 루즈와 분을 사용하였다.
- 1573년 영국에서 향수를 처음 제조하였다.
- 알코올 증류법이 개발되어 현재의 화장수와 유사한 화장품이 사용되었다.

⑦ 바로크 · 로코코 시대 17~18세기

- 리차드 쿠소 시인이 여성이 얼굴에 치장하는 것을 메이크업Make-Up이라 부르면서 유래되었다.
- 여성들은 흰 파우더를 사용하여 피부를 희게 표현하였고, 백연을 메이크업 베이스로 사용하였다.
- 1641년 영국에서 처음으로 비누가 생산되었다.
- 17~18세기에 프랑스에서 향수 제조업을 시작하였다.
- 18세기는 향장업이 공업으로 발전하게 되었으며 화학 화장품이 등장하였다.

⑧ 근대시대 19세기

- 화장품과 비누사용이 일반화 되었고 화장품 산업이 급속히 발전하였다.
- 왕족과 상류층의 전유물이었던 크림과 로션이 일반인들에게 보급되었다.
- 1866년 산화아연이 개발되어 피부에 안전한 분이 사용되었다.

⑨ 20세기 이후

- 화장품 기술과 원료 개발이 활발히 이루어지면서 1901년 마사지크림Cold Cream이 제조되었다.
- 1907년 미국의 브렉사에서 샴푸를 생산하였다.

- 1908년 네일 에나멜 색조 화장품을 생산하였다.
- 1916년 산화티타늄의 발견으로 백분Face powder이 대량 생산되고, 품질이 향상되었다.
- 1930년 후반 자외선 차단제가 개발되었다.
- 1941년 호르몬 크림이 개발되었다.
- 1947년 전기를 이용해 피부 깊숙이 영양을 공급하는 Ionos 기기가 개발되었다.
- 1950년 다양한 원료와 기능성 제품들이 생산되어 화장품 산업이 급속도로 발전하였다.

3. 화장품의 분류

(1) 사용목적에 따른 분류

표 3-2 사용목적에 따른 분류

분류	사용목적	제품종류
기초 화장품	세안, 세정, 청결	클렌징 제품클렌징 크림, 클렌징폼, 클렌징 오일, 페이셜 스크럽
	피부정돈, 피부 보호 및 회복	화장수유연·수렴화장수, 팩, 마사지 크림, 에센스, 모이스쳐 크림
메이크업 화장품	베이스 메이크업 피부색 표현	메이크업 베이스, 파운데이션, 페이스 파우더
	포인트 메이크업 피부 결점 보완	아이섀도, 아이라이너, 마스카라, 블러셔, 립스틱, 네일용 제품네일에나멜, 네일리무버 등
모발 화장품	세정	샴푸
	트리트먼트	헤어 트리트먼트, 헤어 로션
	정발鄭撥	헤어 무스, 헤어 젤, 헤어 스프레이, 헤어 왁스
	스캘프 트리트먼트	육모제陸瑁劑, 양모제養毛劑
	염색, 탈색	염모제, 헤어 블리치
	퍼머넌트 웨이브	퍼머넌트 웨이브1액, 2액
	탈모예방, 제모제	탈모제, 제모제왁싱 젤, 왁싱 크림

분류	사용목적	제품종류
바디 화장품	세정	바디 클렌저, 바디 스크럽, 버블 바스
	신체 보호, 보습	바디 로션, 바디오일, 핸드 크림
	체취 억제	샤워 코롱, 데오드란트
방향 화장품	향취 부여	퍼퓸, 오데 코롱
기능성 화장품	주름개선	안티에이징 제품, 에센스
	미백	미백크림, 에센스
	자외선 차단	선 크림, 선 오일

(2) 형태에 따른 분류

① 가용화제 : 화장수, 에센스, 헤어토닉, 헤어리퀴드, 향수 등

② 유화제 : 크림w/o, 로션o/w

③ 분산제 : 파운데이션, 마스카라, 아이섀도, 트윈케익 등

4. 화장품 취급 시 주의사항

(1) 화장품 선택 시

① 팔꿈치 안쪽이나 귀 뒷부분에 첩포 테스트Patch test를 한 후 선택한다.

② 피부 타입, 피부 상태 및 성질에 알맞은 화장품을 선택한다.

③ 제조연월일을 확인한다.

④ 향이 너무 강하거나 자극적인 성분이 들어 있는 것은 되도록 피한다.

⑤ 선택한 화장품은 너무 많은 양을 구입하지 말고 최소한으로 구입한다.

⑥ 제조사의 설명서를 참고하여 제품의 특징과 사용방법을 잘 보고 선택한다.

(2) 화장품 사용 시

① 제품 설명서를 읽고 피부에 이상이 없는지 확인한다.

② 손을 청결히 하여 제품을 사용하고 되도록 화장도구를 사용한다.

③ 손에 덜은 내용물을 다시 용기에 넣으면 남아 있는 제품까지 변질되므로 주의한다.

④ 변질된 제품을 사용하여 피부에 이상이 생겼을 경우 의사에게 상담 및 치료를 받는다.

(3) 화장품 보관 시

① 직사광선, 온도가 너무 높거나 낮은 곳, 습기가 있는 곳은 피한다.

② 일정한 온도18~20℃에서 보관한다.

③ 어린아이들이 만지지 않는 곳에 보관한다.

④ 뚜껑을 잘 덮어 보관하고, 용기 입구를 사용할 때마다 청결히 한다.

2. 화장품 제조[24)]

1. 화장품의 원료 및 작용

(1) 수용성 원료

① **정제수** De-ionized water, Purified water

- 화장품의 주원료가 되는 성분이다.
- 화장품을 만드는 기초물질로 사용한다.
- 정제한 이온교환수를 자외선 램프에 비추어 멸균한 물을 사용한다.

② **에탄올** Ethanol, Ethyl Alcohol

- 에틸알코올이라고 하며 휘발성이 있다.
- 화장품 원료로서 뿐만 아니라 중요한 용매 중의 하나이다.
- 화장품에서는 주로 수렴, 청결, 살균제, 가용화제, 건조 촉진제 등의 목적으로 사용되고 있다.

(2) 유성 원료

1) 식물성 오일

식물의 꽃, 잎, 열매, 껍질 및 뿌리 등에서 추출한 성분으로 피부에 자극이 없는 장점이 있지만 피부 흡수가 늦고 부패하기 쉬운 단점이 있다.

① **올리브 오일** Olive Oil

- 올리브 열매에서 추출하며 에탄올에 잘 용해된다.

- 구성은 올레인산65~85%이 가장 많이 포함되며, 수분 증발 억제 및 촉감 향상에 효과적이다.
- 염증과 가려움증을 억제하고 모발관리, 피부 진정 효과가 우수하며 살 트임 예방 효과도 있다.

② 피마자 오일 Castor Oil

- 피마자아주까리의 종자에서 추출하며, 색소와 잘 혼합된다.
- 구성은 리시놀85~90%을 많이 함유하며 친수성이 높고 점성이 크다.
- 립스틱, 네일 에나멜 등에 주로 사용된다.

③ 아보카도 오일 Abocado Oil

- 아보카도의 열매에서 추출하며 비타민 A, B_2가 많이 함유되어 있어 건성피부에 특히 효과적이다.
- 구성은 올레인산77%, 리놀렌인산11%으로 침투성과 피부연화 효과가 우수하다.
- 피부 친화성, 퍼짐성이 좋고 에몰리엔트 크림피부연화크림, 샴푸, 헤어린스 등에 사용된다.

④ 아몬드 오일 Almond Oil

- 화장품에 사용되는 것은 Sweet Almond Oil이며 크림, 로션의 에몰리엔트제, 마사지 오일 등에 사용된다.
- 가려움증을 억제하고 건성피부 및 염증성 질환에도 효과적이다.

⑤ 살구씨 오일 Apricot Kernel Oil

- 살구씨에서 추출하며 감촉이 우수하여 에몰리엔트제피부연화제로 사용된다.
- 피부와 피부를 회복시켜 윤기있게 만들어 주며, 노화피부와 주름살을 제거해준다.

⑥ 맥아 오일 Wheat Germ Oil

- 밀 배아에서 추출하고 비타민 E를 함유하고 있어 항산화 작용을 한다.
- 혈액순환을 돕고 기초, 메이크업, 모발 화장품에 광범위하게 사용된다.

⑦ **호호바 오일** Jojoba Oil

- 호호바 나무에서 추출하며 주성분은 고급 불포화 지방산의 에스터이다.
- 피부 밀착감과 안정성이 우수하며 에멀젼 제품 및 립스틱에 사용된다.
- 사람의 피지 성분과 유사하여 모든 피부에 적합하다.

⑧ **로즈 힙 오일** Rose hip Oil

- 야생장미의 씨방에서 추출하며 상처치유 효과가 있다.
- 리놀렌산과 리시놀렌산이 주성분이다.

⑨ **해바라기 오일** Helianthus annus : Sunflower oil

- 해바라기꽃 씨앗을 압착하여 추출하며 주 성분은 고급 불포화 지방산의 에스터이다.
- 피부유연, 보습이 뛰어나 , 습진이나 건조한 피부에 도움을 주는 피부컨디셔닝제에 주로 사용된다.

2) 동물성 오일[25)]

일반적으로 피부 친화성이 좋고 흡수가 빠르지만 식물성 오일에 비해 색상이나 냄새가 좋지 않고 쉽게 산패되는 단점이 있어 최근에는 많이 이용되지 않고 있다.

① **라놀린** Lanolin

- 양털에서 추출하며 피부의 수분 증발을 억제한다.
- 보습력을 지닌 피부 유연제로 정제도가 낮을 경우 여드름을 유발할 수 있다.
- **주성분** : 고급 지방산의 에스터류, 콜레스테롤, 트리글리세라이드 등으로 구성된다.
- 피부에 대한 친화성, 부착성, 흡수성이 우수하여 크림, 립스틱에 널리 사용되었으나 알레르기 유발 가능성이 대두되어 사용량이 감소하였다.

② **밍크 오일** Mink Oil

- 밍크의 피하지방에서 추출하며, 피부 친화성이 좋다.
- 부드러운 유연제로 유분감이 없으며 건조피부, 거친피부에 사용되고, 특히 겨울철 피부 보호에 좋다.

③ **난황 오일** Egg Yolk Oil

- 계란 노른자에서 추출하며 레시틴을 함유하고 있어 유화제로 쓰인다.

④ **스쿠알란** Squalane

- 스쿠알란은 상어 간에서 추출한 스쿠알렌에 수소를 첨가하여 산화를 방지한 것으로 피부에 잘 퍼지며 쉽게 흡수되고 유화된다.

표 3-3 스쿠알렌, 스쿠알란 비교

스쿠알렌 Squalene	포화지방	산패되기 쉬움 캡슐로 보호	건강 보조제로 이용
스쿠알란 Squalane	불포화지방산	산패되지 않음	화장품에 이용

3) 왁스 Wax

실온에서 고체의 유성성분으로 고급 지방산과 고급 알코올이 결합된 에스테르를 말한다. 식물성, 동물성 오일에 비해 변질이 적고 안정성이 높아 립스틱, 크림, 파운데이션에 사용되며 광택이나 사용감을 향상시킨다.

① **식물성 왁스** : 열대 식물의 잎이나 열매에서 추출한다.

- 카르나우바 왁스, 칸델릴라 왁스

② **동물성 왁스** : 벌집과 양모 등에서 추출한다.

- 밀랍 동물성 왁스 중 화장품에 가장 많이 사용되고 있는 왁스, 라놀린 크림, 립스틱, 모발화장품

4) 합성 유성원료

① **광물성 오일** 탄화수소류

- 석유에서 추출하며 산패, 변질의 우려가 없고 유성감이 높다.
- 피부 호흡을 방해할 수 있어 식물성 오일이나 합성 오일과 혼합하여 사용한다.
- 유동파라핀 Liquid Paraffin = 미네랄 오일 Mineral Oil
  - 피부 표면의 수분 증발을 억제하고 사용감 향상의 목적으로 사용한다.
  - 정제가 쉽고 무색, 무취, 화학적으로 안정적이고 가격이 저렴하다.
  - 클렌징, 마사지 제품에 사용한다.

• 실리콘 오일 Silicone Oil
 – 안정성과 내수성이 높고 발수성이 높아 끈적거림이 없고 사용감이 가볍다.
• 바셀린 Vaseline
 – 원유를 진공 증류하여 탈왁스 할 때 얻어지며 탄화수소가 주성분이다.
 – 외부 자극으로부터 피부를 보호하고 피부에 기름막을 형성하여 수분증발을 억제한다.
 – 무취, 화학적으로 안정하며 크림, 립스틱, 메이크업 제품에 사용된다.

② 고급 지방산

천연의 왁스 에스터의 형태로 존재하는 것에서 추출한다. 알칼리성 물질과 중화 반응을 하며 천연의 유지, 밀랍 등에 에스테르류로 함유되어 있다.

• **스테아르산** : 우지牛脂나 팜유에서 얻어지며 고급 지방산 중에서 화장품에 가장 널리 사용된다. 유화제, 증점제, 크림, 로션, 립스틱 등
• **팔미트산** : 팜유에서 얻어지며 피부 보호 작용을 한다. 크림, 유액 등
• **라우린산** : 야자, 팜유에서 추출하며, 수용성이 크고 거품상태가 좋아 화장비누, 세안류 등에 사용된다.
• **미리스트산** : 팜유를 분해해서 추출, 라우린산에 비해 거품 생성량은 적으나 세정력이 우수하여 세안류 등에 사용된다
• **올레인산** : 동식물 유지류에 분포되어 산패의 염려 있으며 올리브유의 주성분으로 크림류에 사용된다. 다른 유성성분과 상용성이 뛰어나며 액체비누 제조에 사용된다.

③ 고급 알코올

탄소수가 6 이상의 1가인 알코올의 총칭으로 유성원료로 사용되기도 하며 유화제품의 유화안정 보조제로 사용된다. 천연 유지에서 유래한 알코올과 석유화학 제품에서 유래한 알코올이 있다.

• **세틸 알코올** 세탄올 : 유분감을 줄이거나 왁스류의 점착성을 저하시키며 크림, 유액 등 유화물의 유화 안정제로 사용된다.
• **스테아릴 알코올** : 유화 및 윤활 작용을 하며 점도 조절제로 사용된다.

④ 에스테르 Esters

산과 알코올을 합성하여 얻는 것으로 가볍고 산뜻한 촉감을 부여하고 피부의 유연성을 주며 번들거림이 없다. 에몰리언트, 색소 등의 용제 불투명화제 등으로 사용된다.

- **부틸 스테아레이트** : 유성감이 거의 없어 사용감이 가볍다.
- **이소프로필 미리스테이트** : 무색투명 액체로 사용감이 매끄럽고 침투력이 우수하여 보습제, 유연제로 사용한다.
- **이소프로필 팔미테이트** : 사용감이 매끄럽고 침투력이 우수하며 보습제, 유연제로 사용한다.

(3) 계면활성제 Surfactants

① 계면활성제

- 한 분자 내에 친수성기와 친유성기를 함께 가지고 있는 물질로 물과 기름의 경계면, 즉 계면의 성질을 변화시킬 수 있는 특성을 가지고 있다. 계면활성 작용에는 가용화 작용, 유화작용, 분산작용 등이 있다.
- 물에 용해할 경우 음이온성과 양이온성, 비이온성으로 구분하는데 화장품에 많이 사용하는 것은 비이온성 계면활성제이다.
- 천연 계면활성제인 레시틴은 계란에 많이 함유되어 있는 것으로 물과 기름을 섞이게 하는 유화작용이 있다.

② 미셀 Micelle

계면활성제의 농도가 매우 적은 경우에는 수용액이 일반적인 용액과 동일한 성질을 가지지만 계면활성제의 농도가 점점 증가하면 계면활성제의 분자나 이온들이 결합체를 형성하여 용해하게 되는데 이 결합체를 미셀이라 한다.

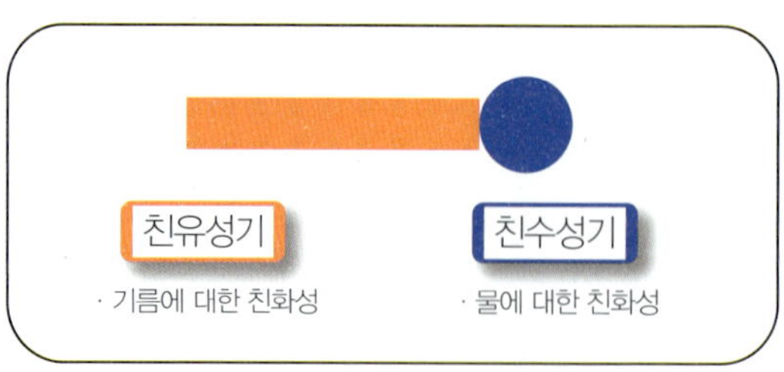

그림 3-1 계면활성제의 친유성기와 친수성기

③ 친수성기의 이온성에 따른 분류

표 3-4 친수성기의 이온성에 따른 분류

분류	특징	종류
양이온성 계면활성제	• 살균, 소독작용 큼 • 유연 효과, 정전기 발생 억제 • 피부 자극이 강함	• 헤어 트리트먼트제, 헤어 린스, 섬유 유연제, 살균소독제
음이온성 계면활성제	• 세정작용, 기포형성 작용이 우수 • 탈지력이 강해 피부가 거칠어짐	• 비누, 클렌징 폼, 샴푸, 치약, 바디클렌저
양쪽성 계면활성제	• 음이온성과 양이온성을 동시에 가짐 • 피부자극과 독성이 적고 정전기 억제 • 세정력, 살균력, 유연 효과와 피부 안정성이 좋음	• 베이비 샴푸 • 저자극 샴푸
비이온성 계면활성제	• 물에 용해되어도 이온이 되지 않음 • 피부자극이 적어 기초화장품 분야에 많이 사용 • 피부에 대한 안전성, 유화력이 우수	• 화장수의 가용화제 • 크림의 유화제 • 클렌징 크림의 세정제 • 분산제로 이용

(4) 보습제 Humectants

1) 보습제

보습제는 피부의 건조를 막아 피부를 촉촉하게 하는 물질로 수분을 끌어당기는 흡습능력과 수분 보유 성질이 강해야 하고 피부와의 친화성이 좋아야 한다.

2) 보습제의 종류

① 폴리올 Polyol

- **글리세린** Glycerin : 가장 널리 사용 의약품 등에도 널리 사용하며 수분을 흡수하는 성질이 강해 보습 효과가 뛰어나다. 단점 : 사용 시 끈적임
- **폴리에틸렌글리콜** Polyetylene Glycol; PEG : 글리세린에 비해 점도가 낮아 사용감이 우수하다.
- **프로필렌글리콜** Propylene Glycol ; PPG : 무색 무향의 점성이 있는 액체로 글리세린보다 침투력이 강하며 가격이 저렴하다.
- **부틸렌글리콜** Butylene Glycol ; BG : 유연제, 보습제로 사용감이 좋고 방부효과가 있다.

② 솔비톨 Sorbitol

- 해조류, 딸기류, 벚나무, 앵두, 사과 등에서 추출한다. 백색, 무취의 고체
- 흡습작용은 보통이지만 인체에 안정성이 높고 보습력이 뛰어나다.

③ 천연보습인자

- 흡습 효과가 뛰어나며 피부의 유연성이 증가된다.
- 사람의 피부에서 자연적으로 발생되는 나트륨으로 수분과 결합하는 능력이 있다.
- 아미노산 Amino Acid, 요소 Urea, 젖산염 Sodium Lactate, 피롤리돈카르본산염 Sodium PCA 이 있다.

④ 고분자 보습제

- 피부의 윤활성과 유연성을 제공하고 분자량의 점도에 따라 보습성 등의 성질이 달라진다.
- 과거에는 닭 볏에서 추출했으나 지금은 미생물 발효에 의해 대량 생산되고 있다.
- 히알루론산염, 콘트로이친 황산염, 가수분해 콜라겐 등이 있다.

(5) 방부제

화장품은 사용기간이 길고 손을 통해 오염되기 쉬우므로 미생물에 의한 화장품의 변질을 방지하고, 세균의 성장을 억제·방지하기 위해 첨가하는 물질이다.

① 파라옥시향산에스테르 =파라벤류

- 화장품에 가장 많이 사용되는 방부제이다.

② 이미디아졸리디닐 우레아 Imidazolidinyl Urea

- 세균에 강하고 파라벤류와 함께 혼합하여 사용한다.
- 독성이 적어 기초 화장품, 유아용 샴푸 등에 사용한다.

③ 페녹시에탄올 Phenoxy Ethanol

- 화장품에서 사용 허용량을 1% 미만으로 하며, 메이크업 제품에 많이 사용한다.

④ **이소치아졸리논** Isortiazolinone

- 샴푸처럼 씻어내는 제품에 사용된다.

(6) 색재류 착색료

① **염료** Dye

- 물 또는 오일, 알코올 등의 용제에 녹는 색소로 화장품 자체에 시각적인 색상을 부여한다.

② **안료** Pigment

- 물 또는 오일, 알코올 등의 용제에 모두 녹지 않는 색소이다.
- 주로 메이크업 화장품에 많이 이용한다.
- **무기안료** 광물성 오일 : 천연에서 산출되는 광물을 파쇄하여 안료로 사용한다.
- **유기안료** : 물, 오일에 용해하지 않는 유색 분말이다. 레이크에 비해 착색력, 내광성이 우수하여 립스틱 등에 많이 사용한다.

③ **펄안료** 진주광택 안료

- 펄이 들어가 진주광택, 홍채색, 메탈릭Metallic한 느낌 등의 광학적 효과를 준다.
- 피부에 부착되어 빛을 반사함과 동시에 빛의 간섭을 일으켜 금속의 광택을 준다.

④ **천연색소**

- 헤나, 카르타민, 카로틴, 클로로필 등 동·식물에서 얻어지며 안전성이 높다.
- 대량 생산이 불가능하며 착색력, 광택성, 지속성이 약해 많이 사용하지 않는다.

(7) 향료[26]

오래 전 미라의 보존에서부터 최근의 아로마 향에 대한 관심까지 향은 인류와 함께 오랜 역사를 가지고 있다. 화장품에서 나는 향은 기분을 좋게 하며, 자신의 좋은 이미지를 형성시키는 것으로 간주되어 향을 이미지 메이킹에 사용하기도 한다.

1) 천연향료

① 식물성 향료

과실의 껍질을 이용한 레몬, 오렌지, 베르가모트, 계피, 종자를 이용한 바닐라, 고수 오일, 꽃을 이용한 장미, 자스민, 과목을 이용한 샌달우드, 그 밖에 이끼류 등이 있다.

② 동물성 향료

- 사향 : 사향노루의 선낭으로부터 얻는다.
- 영묘향 : 포대 모양의 분비선낭으로부터 얻는다.
- 해리향 : 생식선을 따라 있는 분비선낭으로부터 얻는다.
- 용연향 : 사향고래의 소화불량으로 생긴 결석을 채취해서 얻는다.

2) 합성 향료

- 정유 Essential Oil 와 석유화학제품의 기초 원료를 화학적으로 합성하여 얻은 단리 향료와 유기 합성 반응에 의해 제조되는 순합성 향료가 있다.
- 탄화수소류, 알코올류, 알데히드류, 케톤류, 에스터류, 락톤, 페놀, 옥사이드, 아세탈 등으로 냄새를 분류한다.

3) 조합 향료

천연향료나 합성향료를 목적에 따라 조합한 향료이다.

(8) 산화방지제 Antioxidant

항산화제라고도 하며, 스스로가 산화가 잘되는 물질로 화장품 성분이 산화되는 것을 방지한다.

표 3-5 산화방지제의 종류 및 특성

종류	특성
토코페롤 Tocopherol	• 불안정하므로 토코페롤 아세테이트 유도체형으로 주로 사용한다. • 사용농도 : 0.03~0.05%
BHT Dibutyl Hydroxy Toluene	• 물에는 녹지 않으나 유지와 유기용매에는 녹는다. • 내열성과 내광성이 우수하다. • 사용농도 : 0.01~0.05%
BHA Butyl Hydroxy Anisole	• 물에는 녹지 않으나 유지와 유기용매에는 녹는다. • 내열성은 좋으나 내광성은 약하다. • 사용농도 : 0.005~0.05%

3. 화장품의 활성유효성분의 원료 및 작용[27)]

1. 건성용

① 콜라겐Collagen : 과거에는 송아지에서 추출하였으나 현재는 돼지 또는 식물에서 추출한다

② 엘라스틴 : 약간의 끈적임이 있고 수분 증발 억제작용이 있다.

③ Sodium P.C.ASodium Pyrrolidone Carboxylic Acid : 천연보습인자NMF의 성분으로 피부에 자극이 없으며 보습 효과를 준다.

④ 솔비톨 : 해조류, 딸기류, 벚나무, 앵두, 사과 등에서 추출한다.

⑤ 히알루론산염 : 과거에는 닭볏에서 추출했으나 지금은 미생물 발효에 의해 추출한다.

⑥ 아미노산 : 천연보습인자NMF 성분으로 피부 자극이 없고 보습 효과가 있다.

⑦ 세라마이드 : 각질 간 접착제 성분으로 수분증발 억제, 유해물질 침투를 억제한다.

⑧ 해초 : 요오드가 함유되어 있어 독소 제거 효과가 탁월하다.

⑨ 레시틴 : 콩, 계란노른자에서 추출하며 보습제, 유연제로 사용한다.

⑩ 알로에 : 항염증 작용, 진정 작용을 하여 화농성 여드름, 민감성 피부에 효과적이다.

2. 노화용 건성용 성분 + 영양분 추가

- 비타민 E 토코페롤 : 지용성 비타민으로 피부 흡수력이 우수하며 항산화, 항노화, 재생작용이 뛰어나다.
- 레티놀, 레티닐 팔미테이트 : 레티놀은 지용성 비타민으로 상피보호, 레티닐 팔미테이트는 비타민 A 유도체로 산소에 산패되기 쉬운 유효성분을 안정화 시킨 것이다.
- AHA a-Hydroxy acid : 다섯 가지 과일산으로 이루어져 있으며 수용성을 띤다.
- SOD Super Oxide Dismutase : 활성화 억제 효소로 노화 억제 효과가 탁월하다.
- 프로폴리스 Propolis : 밀랍에서 추출하며 피부진정, 상처 치유, 항염증 작용, 면역력 향상 작용을 한다.
- 플라센타 Placenta : 과거에는 소에서 추출했으나 최근에는 사람, 돼지의 태반에서 추출한다.
- 알란토인 Allantoin : 과거에는 구더기, 요산에서 추출하였으나 최근 컴프리 뿌리에서 추출한다.
- 인삼 추출물 : 인삼에서 추출하며 비타민과 호르몬이 함유되어 피부에 영양을 공급한다.
- 은행 추출물 : 은행잎에서 추출하며 항산화, 항노화, 혈액순환을 촉진한다.

3. 민감성용

① 아줄렌 Azulene : 캐모마일에서 추출하며 파란색을 띠고 항염증, 진정, 상처 치유 효과가 있다.

② 위치하젤 Witch Hazel : 하마멜리스에서 추출하며 살균, 소독, 수렴 작용, 항염증 효과가 있다.

③ 비타민 P, 비타민 K : 수용성 비타민 P와 지용성 비타민 K는 모세혈관벽을 강화시킨다.

④ 판테놀Panthenol, 비타민 B_5 : 항염증, 보습, 치유작용을 하며 선번Sun Burn을 진정시킨다.
⑤ 리보플라빈Riboflavin, 비타민 B_2 : 피부 트러블 방지, 피부를 유연하게 한다.
⑥ 클로로필Chlorophyl : 살아 있는 식물과 식물의 잎에서 추출하며 피부 진정·치료 효과가 있다.

4. 지성 · 여드름용

① 실리실산Salicylic Acid : 지용성으로 BHAB-Hydroxy Acid라고 부르며 살균작용, 피지 억제, 화농성 여드름에 효과적이다.
② 클레이Clay : 진흙 계열로 불용성 물질이며, 피지 흡착력이 뛰어나다. 카오린, 머드, 벤토나이트가 있다.
③ 유황Sulfur : 노란색이며 각질 제거, 피지 조절, 살균 작용을 한다.
④ 캄퍼Camphor : 사철나무에서 추출하며 유칼립투스 또는 멘톨 향이 강하다.

5. 미백용

① 알부틴Arbutin : 월귤나뭇과에서 추출하며 멜라닌 색소를 만들어내는 효소인 티로시나제의 활성을 억제하여 색소침착이 생기는 것을 방지한다.
② 하이드로퀴논Hydroquinone : 미백 효과가 가장 뛰어나며 의약품에서만 사용되나 부작용으로 백반증을 유발할 수 있다.
③ 비타민 C : 수용성 비타민으로 항산화, 항노화, 미백, 재생, 모세혈관을 강화한다.
④ 닥나무 추출물 : 닥나무에서 추출하며 미백, 항산화 효과가 있다.
⑤ 감초 : 감초뿌리와 줄기에서 추출하며 해독, 소염, 상처 치유, 자극 완화 효과가 있다.
⑥ 코직산 : 누룩곰팡이에서 추출하며 티로시나제의 활성을 억제하여 색소 침착을 방지한다.

4. 화장품의 기술

1. 가용화 Solubilization

① 물과 물에 녹지 않는 소량의 오일 성분이 계면활성제에 의해 투명하게 용해된 상태의 제품이다.

② 계면활성제는 오일 성분 주위에 매우 작은 집합체를 만들게 되는데 이를 미셀Micelle이라 하며 미셀의 크기는 가시광선의 파장보다 작아 빛이 투과되므로 투명하게 보인다.

③ 가용화된 제품은 화장수, 향수, 에센스, 포마드, 네일 에나멜 등이 있다.

④ 가용화제품은 투명하게는 보이지만 틴들형상을 나타내는 것으로 일반적인 용액과 쉽게 구별된다.

2. 분산 Dispersion

① 물 또는 오일 성분에 미세한 고체 입자가 계면활성제에 의해 균일하게 혼합된 상태의 제품이다.

② 분산된 제품은 립스틱, 아이섀도, 마스카라, 아이라이너, 파운데이션 등이 있다.

3. 유화 Emulsion

① 물에 오일 성분이 계면활성제에 의해 우윳빛으로 불투명하게 섞인 상태백탁화의 제품을 말한다.

② 미셀이 커서 가시광선이 통과하지 못하므로 뿌옇게 불투명한 색상으로 보인다.

③ 유화형태이다.

표 3-6 유화

종류	형태	특징	종류
유중수형 에멀전 W/O	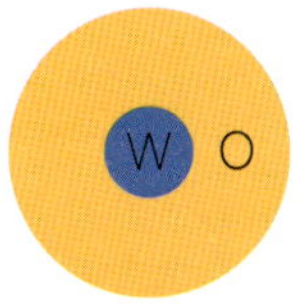	• 오일〉물 • 유분감이 많아 피부 흡수가 느림 • 사용감이 무거움 • O/W형보다 지속성이 높음	• 크림류 • 헤어크림 • 클렌징크림 등
수중유형 에멀젼 O/W	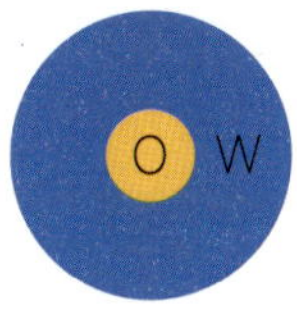	• 물〉오일 • 피부 흡수가 빠름 • 사용감이 산뜻하고 가벼움 • 지속성이 낮음	• 로션류 • 보습로션 • 선탠로션
다상 에멀전	W/O/W형 에멀젼	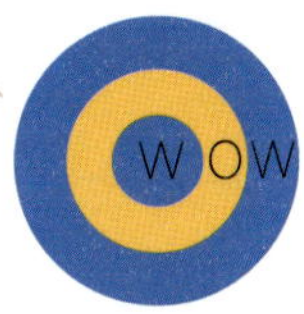 O/W/O 형 에멀젼	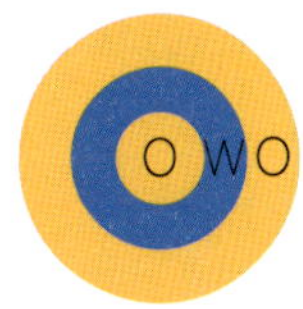

④ 유화에멀젼를 구별하는 방법

- 전기전도도 : O/W형쪽이 W/O형보다 높나.
- 희석법 : 물에 희석한 후 분산성에 의해 판단한다.
- 염색법 : 수용성 염료나 유용성 염료의 용해도에 의해 판단한다.

4. 화장품의 종류와 기능[28)]

1. 기초 화장품

(1) 목적

① 세안 : 피부 표면의 더러움이나 메이크업 찌꺼기 및 노폐물을 제거하여 피부를 청결하게 해준다.

② 피부정돈 : 비누세안에 의해 상승된 피부의 pH를 정상적인 상태로 빨리 돌아오게 하고 유분과 수분을 공급하여 피부결을 정돈해 준다.

③ **피부보호** : 피부표면의 건조를 방지해 줌과 동시에 피부를 매끄럽게 하고, 추위로부터 피부를 보호하거나 공기 중에 있는 세균이 침입하는 것을 막아 준다.

(2) 종류

1) 세안 화장품

피부의 더러움은 먼지나 땀, 피지 등 생리적 분비물, 일상생활로 인해 생기는 수성의 더러움과 메이크업이나 유분이 많은 화장품에서 생기는 유성의 더러움으로 구분된다. 유분이 많은 메이크업을 지우려면 세정력이 강한 제품을 써야 하는데, 세정력이 강할수록 피부에 대한 손상이 늘어날 수 있다. 적절한 세안 화장품을 선택하여 사용해야 세안이 잘 이루어질 수 있다.

2) 종류

① 계면활성제형 세안제

표 3-7 계면활성제형 세안제

체형	종류	특징
씻어내는 타입 계면활성제형	클렌징 폼	• 피부에 자극이 없어 민감하고 약한 피부에 효과적이다. • 보습제와 에몰리엔트제가 풍부하게 함유되어 있어 당기거나 건조해지는 것을 방지한다.
	페이셜 스크럽	• 미세한 알갱이 모양의 스크럽제가 연마제 역할을 한다. • 쉽게 제거되지 않는 모공 속 깊숙이 있는 더러움과 오래된 각질을 제거한다.

② 용제형 세안제

표 3-8 용제형 세안제

체형	종류	특징
닦아내는 타입 용제형	클렌징 크림	피부에서 분비되는 피지나 메이크업 찌꺼기 등 불순물을 제거해 준다하드 메이크업용.
	클렌징 로션	클렌징 크림에 비해 사용감이 산뜻하다.
	클렌징 워터	화장수 타입으로 세정력이 낮다라이트 메이크업용.
	클렌징 젤	수성과 유성의 두 가지 타입이 있으며 유성의 경우 다량의 유분과 계면활성제를 함유하여 세정력이 높다.

3) 화장수Skin lotion

① 화장수는 정제수+에탄올+보습제를 기본으로 만들어진다.

② 클렌징 후 피부의 수분공급, pH 조절, 피부정돈을 한다.

③ 보통 pH 5.0~6.0으로 피부의 pH 회복에 도움을 준다.

④ 유연 화장수

유연 화장수에는 보습제, 유연제가 함유되어 피부의 각질층을 촉촉하고 부드럽게 하면서 다음 단계에 사용할 화장품의 흡수를 용이하게 한다. pH에 따라 약알칼리성, 중성, 약산성인 것이 있어서 각각의 기능에 따라 차이가 있으므로 선택하여 사용한다. 약알칼리성인 것은 노화된 각질을 부드럽게 하며 수분과 보습성분의 침투를 촉진시켜 피부를 촉촉하게 해준다. 중성인 것은 피부를 부드럽게 하고 탄력성을 주며, 약산성인 것은 피부의 pH와 유사한 5.5 정도로 피부를 매끄럽게 하고 세균 등의 침투를 예방해 준다.

⑤ 수렴 화장수

아스트린젠트Astringent, 토닝 로션Toning Lotion이라 불리며 단백질을 끌어당기고, 과잉의 피지나 땀의 분비를 억제하는 작용이 있어 지성피부 또는 여름철 화장수로 사용된다. 수렴 화장수의 pH는 약산성이며, 알코올 배합량이 유연화장수에 비해 많아 피부에 청량감과 소독작용을 부여하며, 목적에 따라 비타민 B_6와 같은 피지억제 성분을 배합하기도 한다.

⑥ 로션

세안 후 건조해진 피부에 화장수로 충분하게 수분을 공급한 다음, 로션으로 수분과 영양분을 다시 한 번 공급해 주어야 한다. 로션은 수분이 60~80%인 일종의 점성이 낮은 크림으로 피부에 바를 때 오일보다 잘 퍼지고 빨리 흡수되므로 가볍게 사용하기에 적당하다.

표 3-9 피부 타입별 로션의 구분

구분	처방특성
건성피부용	유분과 보습제를 많이 함유하고 있다.
중성피부용	유분과 보습제를 적절히 함유하고 있다.
지성피부용	유분을 적게 함유하며, 알코올 함량이 다소 높다.
복합성피부용	중성피부용에 가까우나 피지의 분비를 조절할 수 있는 피지 컨트롤 파우더와 천연식물 추출물 등을 함유하고 있다.
민감성피부용	저자극성 성분을 사용한다. 향, 알코올, 색소, 방부제를 적게 함유하고 있다.

⑦ 크림

소실된 천연보호막을 일시적으로 보충해서 피부에 촉촉함을 주고 외부의 자극으로부터 피부를 보호하기 위해 사용하는 것이 크림이다. 크림은 로션과 비교하여 안정성의 폭이 넓고 유분, 보습제 등을 다량 배합할 수 있어 피부의 모이스처 밸런스를 일정하게 유지시켜 줄 수 있을 뿐만 아니라 유분, 수분, 보습제를 공급하여 피부의 보습, 유연기능을 갖게 한다.

표 3-10 크림의 기능별 분류

종류	기능
데이 크림	• 햇빛, 건조한 공기, 공해 등 낮 동안 외부 자극으로부터 피부 보호
나이트 크림	• 대부분의 영양 크림 • 피부 재생, 영양, 보습 효과 • 대체로 유분을 많이 함유
화이트닝 크림	• 피부 미백
콜드 크림	• 마사지용 크림으로 혈액순환과 신진대사 촉진

종류	기능
모이스처 크림, 에몰리엔트 크림	• 피부 보습 및 유연 효과
선 스크린	• 자외선 차단
안티링클 크림, 아이 크림	• 눈가의 잔주름 완화 및 예방 효과 • 피부 탄력 증진

⑧ 에센스

에센스는 흔히 컨센트레이트라고도 하는 기초 화장품의 하나로, 특히 유럽에서는 '세럼'이라는 명칭으로 널리 불려지고 있다.

표 3-11 에센스의 형태와 장단점 비교

구분	장점	단점
스킨 타입	• 산뜻한 사용감 • 다량의 보습제 배합 가능	• 수용성 성분만 배합 가능 • 피부 유연 효과가 떨어짐
로션 타입	• 유용성 성분과 수용성 성분 배합이 쉬움	• 기존 로션과의 차별성이 적음
크림 타입	• 다량의 유용성 성분을 배합 • 피부 유연 효과가 우수함	• 영양 크림과의 차별성이 적음
젤 타입	• 투명한 외관을 줄 수 있음 • 캡슐 형태로 제품화 가능 • 특이한 외관이 가능	• 사용성의 변화가 어려움 • 유용성 성분을 다량 배합할 수 있음

⑨ 팩Pack, 마스크Mask

팩이란 원래 패키지Package 즉 '포장하다' 또는 '둘러싸다'에서 유래되었으며 유럽에서는 주로 마스크mask로 통용되고 있는데 우리나라에서는 두 가지가 거의 같은 의미로 쓰이고 있다.

표 3-12 팩의 타입별 종류

종류	특징
필오프 타입 Peel-off Type	• 얼굴에 팩을 바른 후 건조된 피막을 떼어내는 타입 • 건조되는 동안 피부에 긴장감을 주어 탄력을 부여 • 떼어낼 때 오염물과 묵은 각질 제거
워시오프 타입 Wash-off Type	• 얼굴에 바른 뒤 20~30분 후 물로 씻어내거나 해면으로 닦아내는 타입 • 물을 사용하여 씻어내므로 상쾌한 사용감을 느낄 수 있음 • 머드팩, 클레이, 젤 형태
티슈오프 타입 Tissue-off Type	• 얼굴에 바른 뒤 10~20분 후 거즈나 티슈로 닦아내는 타입 • 사용감이 부드럽고 보습 효과가 우수함 • 손쉽게 사용할 수 있고 피부 자극이 적어 민감성 피부에도 적당 • 다른 팩에 비해 긴장감이 다소 떨어지는 단점이 있음
마스크 타입 Mask Type	• 일정 시간 붙였다가 떼어내는 타입 • 건성, 노화, 예민성피부에 사용 • 콜라겐, 벨벳 마스크, 시트 마스크
분말 타입	• 분말을 물에 개어 바르는 타입 • 석고팩은 딱딱하게 굳는 팩으로 발열작용을 이용 민감성 피부에 좋지 않음 • 효소팩은 효소의 단백질 분해 효과를 이용

2. 향수

체취에 대한 후각적인 아름다움에 대해 관심이 높아지면서 향수는 개인의 매력을 높여주고 개성을 표현하는 수단으로 사용되고 있다.

(1) 기원 및 어원

① 기원 : 신성한 제단 앞에서 향나무 등을 태워 나는 연기의 냄새가 향수의 시초로 전해진다. 향은 신에 대한 경의를 나타내기 위한 종교의식에서 시작되었다.

② 어원 : 라틴어 'Per-Fume'에서 유래되었으며 라틴어 Per는 Through라는 의미, Fume는 Smoke 라는 의미로 태워서 연기를 낸다는 뜻이다.

(2) 제조법

향료의 배합 비율, 즉 부향률에 따라 다양한 종류의 향수를 얻을 수 있다.

동·식물에서 추출한 천연 향료와 합성 향료를 적절히 조합한 후 알코올에 용해시켜 만든다.

① 좋은 향수의 조건

- 향에 특징이 있어야 한다.
- 향의 확산성이 좋아야 한다.
- 향기의 조화가 적절해야 한다.
- 향기가 적절히 강하고 지속성이 있어야 한다.
- 아름답고, 세련되며 격조 높은 향이 있어야 한다.

② 보존법

- 직사광선, 고온과 온도 변화가 심한 장소는 피한다.
- 공기와 접촉되지 않도록 한다.
- 사용 후 용기의 뚜껑을 잘 닫아 향의 발산을 막는다.

③ 향수의 발산 속도에 따른 단계 구분

표 3-13 향수의 발산 속도에 따른 단계 구분

단계	특징
탑 노트 Top note	향수의 첫 느낌, 휘발성이 강한 향료
미들 노트 Middle note	알코올이 날아간 다음 나타나는 향. 변화된 중간향
베이스 노트 Base note	마지막까지 은은하게 유지되는 향. 휘발성이 낮은 향료

④ 농도에 따른 향수의 구분

표 3-14 농도에 따른 향수의 구분

유형	부향률농도	지속시간	특징 및 용도
퍼퓸 perfume : 향수	10~30%	6~7시간	• 향기가 풍부하고 완벽해서 가격이 비쌈 • 향기를 강조하고 싶거나 오래 지속시키고 싶을 때 사용
오데 퍼퓸 Eau de Perfume	9~10%	5~6시간	• 향의 강도가 약해서 부담이 적고 경제적 • 퍼퓸에 가까운 지속력과 풍부한 향을 가지고 있음
오데 토일렛 Eau de Toilette	6~9%	3~5시간	• 고급스러우면서도 상쾌한 향 • 퍼퓸의 지속성과 오데 코롱의 가벼운 느낌을 가짐
오데 코롱 Eau de Colongne	3~5%	1~2시간	• 가볍고 신선한 효과로 향수를 처음 접하는 사람에게 적당
샤워 코롱 Shower Colongne	1~3%	1시간	• 전신용 방향제용으로 가볍고 신선함

단원평가

1. 화장품의 의의에 대하여 서술하시오.

2. 화장품, 의약외품, 의약품의 구별 기준에 대하여 서술하시오.

3. 화장품 선택 시 주의사항에 대하여 서술하시오.

Memo

단원평가

4. **계면활성제**에 대하여 서술하시오.

5. **보습제의 종류**에 대하여 서술하시오.

6. **향수의 발산속도**에 따른 단계에 대하여 서술하시오.

Memo

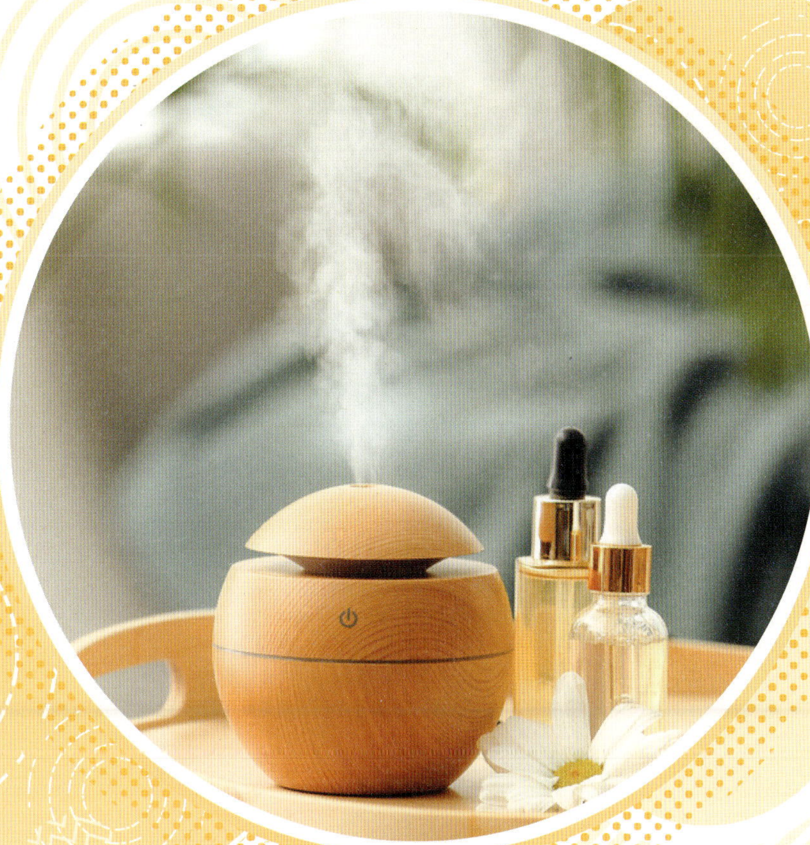

PART Ⅱ

아로마관리 사전 준비

Chapter 4. 아로마관리

5. 아로마 오일

Chapter 4

아로마관리

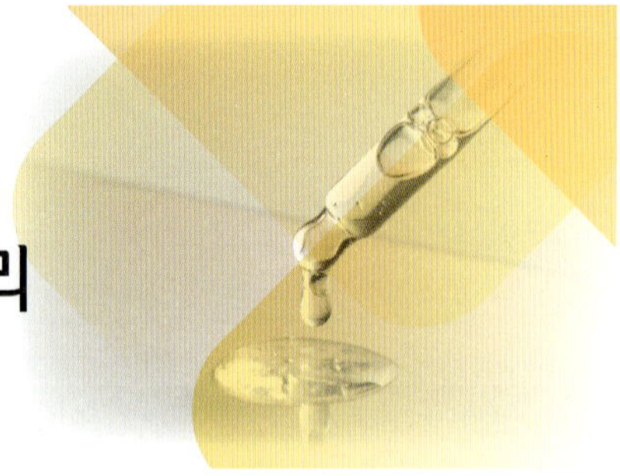

1. 아로마관리의 정의[29]

아로마관리 Aromatherapy 란 향香 또는 향기香氣를 의미하는 아로마 Aroma 와 치료를 의미하는 테라피 Therapy 의 합성어로 허브나 약초 등의 식물에서 추출하여 정제한 방향성 오일로 향기와 그 성분을 이용한 일종의 자연치료 및 보조요법의 한 분야이다.

2. 아로마관리의 역사[30]

(1) 이집트

이집트에서는 종교와 장례의식용으로 많은 향료가 사용되었으며, 미라를 만드는 과정에서 몰약과 시다우드의 정유를 사용했다는 기록도 발견되고 있다. 향료와 화장품의 제조술은 클레오파트라 시대까지 계속되었다.

(2) 아라비아

아라비아의 의사 아비센나가 10세기 말에 증류법을 창안하였다. 최초로 장미 증류에 성공한 아비센나는 뒤이어 여러 식물의 정유와 향수를 증류하였다.

(3) 그리스

그리스인들은 향수의 기원을 신에게서 찾았기 때문에 향과 관련된 신화가 많이 있으며 질병의 예방이나 건강을 위해 향료를 탄 물로 목욕을 하거나 향유를 이용한 마사지 방법도 사용되었고 방향뿐만 아니라 훈향을 의학적으로 사용하는 방법도 널리 이용되었다.

(4) 로마

로마시대는 그리스의 사치스러운 향료문화가 계승되었으며, 동로마의 수도 콘스탄티노플은 동서 물자교류의 요충지로 향료의 무역에 큰 역할을 하였다. 또한 이때부터 향료에 관한 화학적 연구가 시작되었으며, 향료의 발전과 더불어 연금술사들이 만들어낸 알코올은 진정한 향수가 탄생할 수 있는 초석이 되었고 향수 개발이 활발히 이루어졌다.

(5) 중국

중국의 향료는 B.C.2000년경 무렵부터 사용되었고 지도층의 전유물로 종교의식에 사용되었다. B.C.1000년경에는 종교적인 목적 이외에도 질병의 치료에 사용되었으며 불교권의 확대에 따라 널리 보급되었다.

(6) 스페인

스페인은 이집트와 로마, 아랍 등에서 발달되어 온 아로마테라피, 화장품학, 향수학 등이 문화 속으로 자연스럽게 융화되어 발달되었으며 중세시대에는 이러한 지식들이 스페인을 통해서 북유럽에 전파되었다.

(7) 프랑스

향료 제조가 가장 활발했던 곳은 가죽산업이 번성했던 그라스 지방으로 가죽의 냄새를 없애기 위해 사용했던 향수가 단일상품으로서 전망이 좋다는 사실을 알고 과감하게 향료산업에 뛰어들었다. 온난한 기후와 비옥한 토지를 지닌 그라스 지방은 향료식물이 자라기에 최적의 조건을 갖추고 있었으며 이러한 자연조건 또한 그라스에서 향료산업이 번영할 수 있었던 중요한 요인이었다.

3. 아로마의 추출방법[31)]

(1) 증류법

증류법은 식물에 수증기를 통과시킨 후 냉각하여 하이드로졸 위에 뜨는 오일을 얻는 방법으로 간편하고 효율적이지만 고온의 수증기를 이용하여 향기의 성분이 파괴될 수 있기 때문에 열에 약한 성분이나 오일의 함량이 적은 식물은 부적합한 방법이다.

(2) 압착법

압착법은 시트러스 계열 향기식물에서 에센셜 오일을 추출할 때 주로 사용하고 있으며, 향기식물의 추출부위를 압착해서 에센셜 오일을 얻는 원리의 방법이다.

(3) 용매 추출법

용매 추출법은 꽃이나 수지 등을 추출하는 방법으로 꽃의 경우에 더 많이 이용하며, 휘발성 용매와 비휘발성 용매 추출법으로 나눌 수 있다.

(4) 이산화탄소 추출법

이산화탄소 추출법은 모든 공정이 28~32℃의 실온에서 이루어지기 때문에 열에 약한 에센스 성분을 파괴하지 않고 추출할 수 있는 방법으로 고품질의 에센셜 오일을 얻을 수 있지만 고압이 필요하므로 고가의 장비가 필요하다.

4. 아로마의 구성성분[32)]

에센셜 오일의 구성성분은 세 가지 기본원소 수소, 탄소, 산소로 이루어져 있는데 가장 큰 그룹으로 90%가 테르펜계 화합물Terpenoid에 속하며, 이는 테르펜탄화수소Terpenoid hydrocarbons와 탄화수소유도체Derivatives of hydrocarbon로 나뉜다.

(1) 테르펜탄화수소Terpenoid hydrocarbons

테르펜탄화수소는 수소와 탄소의 결합으로, 성분 이름 뒤에 – ene가 붙는다. 이소프렌Isoprene 구조는 다섯 개의 탄소 원자와 두 개의 이중결합을 포함하는 사슬로 연결되어 있는 지방족 탄화수소로 모든 에센셜 오일에서 발견되며, 이소프렌의 개수에 따라 모노테르펜Monoterpene; 2개의 이소프렌과 10개의 탄소결합, 세스키테르펜Sesquiterpene; 3개의 이소프렌과 15개의 탄소 결합, 디테르펜Diterpene; 4개의 이소프렌과 20개의 탄소 결합으로 나뉜다.

① **모노테르펜** : 휘발성이 강해 물에는 녹지만, 에탄올이나 식물성 오일에 잘 녹으며 공기 중의 산소와 반응하여 산화되기 쉽다. 공기정화 및 항균, 바이러스, 진통에 효과가 있으며 정신을 맑게 하고 집중력을 높인다. 감귤계열 Bergamot, Grapefruit, Lemon, Orange, Tangerine과 소나무류Juniper, Pine에서 추출된 물질이 모노테르펜에 속한다. 모노테르펜에 속하는 성분은 α,ß-pinene, Camphene, Limonene, Terpinene 등의 성분이 있다.

② **세스키테르펜** : 모노테르펜보다 휘발성이 강하지 않으며, 분자가 무거워 13증류 과정에서 추출되기 어려우므로 모노테르펜에 비해 적게 함유되어 있다. 항염·항균, 소염 작용을 하며 주로 식물의 나무, 씨, 뿌리 등에서 추출되는 오일Clove bud, Ginger, Sandalwood, Vetiver과 그 외 대표적인 오일은 Cedarwood, Everlasting, Yarrow, German Chamomile, Ginger, Patchouli, Vetiver, Ylang ylang 등이 있다. 세스키테르펜에 속하는 성분은 Alpha-bisabolene, Chamazulene, Caryophyllene 등이 있다.

③ **디테르펜** : 복잡한 분자 구조로 이루어져 있고, 증류법으로 추출을 하며 거담, 항균, 항바이러스 작용을 한다.

(2) 탄화수소유도체 Derivatives of hydrocarbon

탄화수소유도체에는 알코올Alcohol · 에스테르Ester · 알데하이드Aldehyde · 옥사이드Oxide · 케톤Ketone 등이 있다.

① **알코올** : 성분 이름 뒤에 – ol이 붙는다. 보통 10개의 탄소 원자와 모노테르펜을 기본으로 하여 모노테르펜 알코올Monoterpene alcohol이라고 한다. 또한 알코올은 에센셜 오일에서 가장 많이 발견되는 탄화수소 유도체로 어린이와 노약자들에게 사용하기에 안전하며 부작용이 거의 없다. Citronellol, Geraniol, Linalool, Menthol, Terpineol 등의 성분으로 이루어져 있으며, 항염과 항바이러스, 항우울증, 근육과 신경 강화 등에 유효한 특성을 갖는다.

② **에스테르** : 알코올과 산으로 구성되어 있으며, 성분 이름 뒤에 – yl 또는 – ate가 붙는다. 과일이나 꽃, 식물에 함유되어 있고 과일 향과 같은 좋은 향을 지니고 있어 향수에 널리 사용한다. 또한 Benzyl acetate, Geranyl acetate, Linalyl acetate, Neryl acetate 등의 성분으로 이루어져 있으며, 긴장 완화, 신경계 안정과 강화, 진정제, 항진균제 등에 유효한 특성을 갖는다.

③ **알데하이드** : 화학구조가 불안정하여 공기에 노출되면 산화되기 쉬우며, 성분 이름 뒤에 – al 또는 – aldehyde가 붙는다. Benzaldehyde, Cinnamic aldehyde, Citral, Citronellal 등의 성분으로 이루어져 있으며, 벌레퇴치, 신경계 안정, 혈압강하, 혈관 확장, 항바이러스, 항염증성, 항진균성 등에 유효한 효능을 갖는다. Citronellal의 경우 신경계 안정에 도움을 주며, 낮은 농도로 희석하여 사용하면 강한 진정 작용을 하지만 높은 농도에서는 진정 효과가 감소된다.

④ **옥사이드** : 1개의 산소 원자가 2개의 탄소 원자 사이에 위치한 물질의 형태로 성분 이름 뒤에 – ole 또는 – oxide가 붙는다. 모노테르펜 정도의 휘발성을 가지며, 물, 공기, 높은 온도에 장시간 노출되면 쉽게 분해가 된다. 또한 1.4 Cineole, 1.8 Cineole, Bisbolol oxide, Roseoxide, Sclareol oxide 성분으로 이루어져 있으며, 거담작용, 소화계와 호흡계의 샘 분비 촉진, 천식에 항염 효과, 항진균성 등에 유효한 특성을 갖는다.

⑤ **케톤** : 성분 이름 뒤에 2차 알코올의 산화로 만들어졌으며, 성분 이름 뒤에 – one가 붙는다. 임산부와 어린이는 주의하여야 하는 유도체로 신진대사와

이뇨작용을 방해할 수 있고 과하게 사용하면 유산, 간질이 발생할 수 있어 주의하여 사용하여야 한다. 또한 항출혈, 항바이러스, 항알레르기, 튼살 완화, 신경독성, 상처 치료, 진통에 효과적이며 Camphor, Carvon, Pinocamphon, Pinocarvon, Piperiton, Thujone, Verbenon 등의 성분으로 이루어져 있다.

5. 아로마관리 시 유의사항[33)]

- 에센셜 오일이 천연 물질이라 하더라도 100% 안전하다고 할 수 없기에 반드시 전문가의 도움을 받아서 사용해야 한다.
- 에센셜 오일의 성분은 그 식물 안에 있을 때보다 70~100배 정도 농축되어 있어 작용성이 매우 강하기 때문에 사용 시 주의해야 한다.
- 몇몇 에센셜 오일을 제외하고는 희석하지 않은 상태의 원액을 피부에 직접 바르거나 마셔서는 안 된다.
- 안구 증상을 치료하기 위해 눈에 직접 에센셜 오일을 사용하지 않는다.
- 에센셜 오일이 눈에 들어간 경우 깨끗한 물로 씻어낸 후 의사의 진료를 받는다.
- 에센셜 오일을 사용하기 전에는 알레르기 테스트를 진행해야 한다.
- 색소침착의 우려가 있기 때문에 자외선 노출을 피하고 주로 밤에 사용한다.
- 모든 에센셜 오일은 피부와 점막을 자극할 수 있으므로 주의한다.
- 특성 에센셜 오일은 임산부나 고혈압, 간질 환자에게는 사용하지 않는다.
- 어린이나 노약자 등은 성인 사용량의 1/2로 희석하여 사용한다.
- 유효기간을 지켜서 사용한다.
- 보통 개봉 후 약 1년 안에 사용한다.
- 직사광선이나 햇빛을 피하고 어두운 암갈색의 병에 보관한다.
- 인화성 물질이므로 화기에 주의하여 사용한다.
- 큰 병에 소량만 남았을 경우 산화의 위험을 줄이기 위해 작은 병에 옮겨서 사용한다.
- 플라스틱 용기나 고무 스포이드는 에센셜 오일에 녹을 수 있으므로 주의한다.

단원평가

1. 아로마관리의 정의에 대하여 서술하시오.

2. 아로마관리의 역사에 대하여 서술하시오.

3. 아로마의 추출방법에 대하여 서술하시오.

Memo

단원평가

4. 아로마의 구성성분 중 테르펜탄화수소Terpenoid hydrocarbons에 대하여 서술하시오.

5. 아로마의 구성성분 중 탄화수소유도체Derivatives of hydrocarbon에 대하여 서술하시오.

6. 아로마관리 시 유의사항에 대하여 서술하시오.

Memo

Chapter 5

아로마 오일

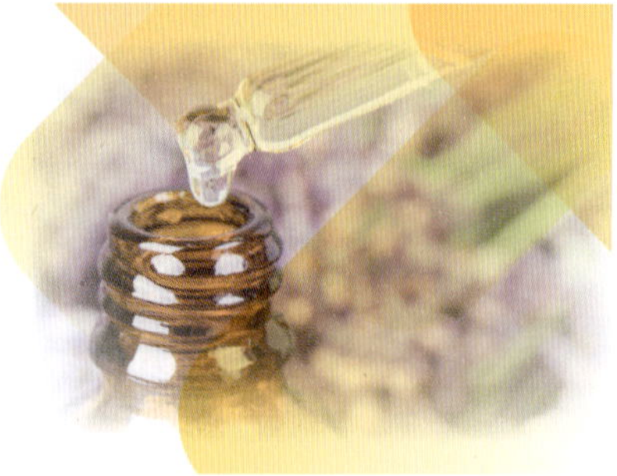

1. 캐리어 오일

1. 캐리어 오일의 정의[34)]

캐리어 오일이란 순수한 식물성 오일로 농도가 매우 짙은 아로마 오일을 희석시켜 피부에 자극 없이 효과적으로 침투시키기 위해 사용하며, 베이스 오일이라고도 한다.

아로마테라피에서 사용되는 캐리어 오일은 종류가 매우 다양하고 오일의 점도 및 색상, 효능이 각각 다르기 때문에 사용 목적에 알맞은 캐리어 오일을 선택하는 것이 중요하다.

화학적으로 캐리어 오일은 트리글리세라이드Triglyceride 구조이며, 대체로 액체 상태이다.

캐리어 오일을 보관할 때에는 개봉 후 산패가 되지 않도록 반드시 공기가 통하지 않게 잘 밀봉하여 냉장 보관해야 한다.

2. 캐리어 오일의 종류와 특징[35)]

(1) 호호바 오일 Jojoba Oil[36)]

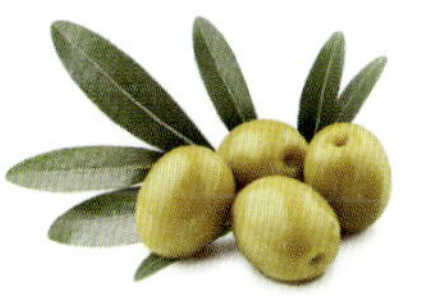

학명	*Simmondsia chinensis*
식물의 생태	다년생 관목으로 미국 캘리포니아, 애리조나 등 건조한 지역에서 자생한다.
오일	상온에서는 액체이고 0℃ 이하에서는 왁스형태를 띠며 쉽게 산화되지 않고 변질되지 않으며 보존 기간이 길다.
추출법	호호바 열매를 냉동 압착하여 추출한다.
주성분	• 포화지방산 : 팔미트산 11%, 스테아르산 71%, 아라키드산 14% • 불포화지방산 : 올레인산 6.7%, 도코사놀 45%, 테트라코사놀 9%
특징	관절염, 건선, 습진에 효과적이다.
피부타입	모든 피부에 널리 사용되며 특히 항염 작용이 있어 여드름 피부에 효과적이고 쉽게 산화되지 않는다. 침투성이 좋아 모공 속 노폐물을 잘 용해시켜 지성 피부에 효과적이다.
주의사항	간혹 피부 알레르기 반응이 일어날 수 있다.

(2) 아보카도 오일 Avocado Oil[37)]

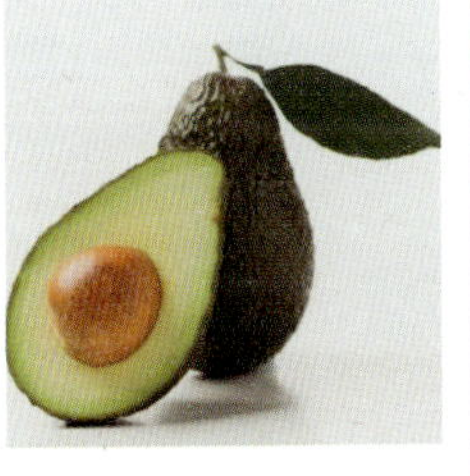

학명	*Persea gratissima Caertn*
식물의 생태	아메리카 대륙의 열대 및 아열대 지방이 원산지로 15세기 스페인 사람들이 발견해 유럽에 소개했다.
오일	보존성은 좋지만 유용한 성분들이 응결될 수 있으므로 냉장고에 보관하지 않는 것이 좋으며 온도가 내려갈수록 점차 굳어져 0℃ 이하에서는 고체화되며 상온에서는 다시 액체가 된다.
추출법	상처가 나서 신선한 과일로 팔 수 없는 아보카도 열매를 말린 뒤에 압착해서 얻는다. 씨를 빼낸 뒤 얇게 잘라 수분을 제거한 후에 냉압착한다. 아로마테라피용으로는 정제되지 않은 녹색의 냉압착 오일이 좋다.

주성분	• 포화지방산 : 팔미트산 10~22% • 불포화지방산 : 올레인산 59~75%, 리놀레산 8~14%, 비타민A, B_1, B_2, D, 미네랄 칼륨, 인, 황, 칼슘, 나트륨, 구리
특징	피부치료 효과가 있고 혈관장애 질환인 레이노병 치료에 쓰여 왔다. 피부를 촉촉하게 해주며 주름 제거에 효과가 있고 가려움증에 좋다.
피부타입	건성피부나 염증피부, 거칠고 지친 피부에 사용
주의사항	무색의 탈색된 오일을 치료용으로 써서는 안 된다.

(3) 그레이프 씨드 오일 Grape Seed Oil[38)]

학명	*Vitis vinifera*	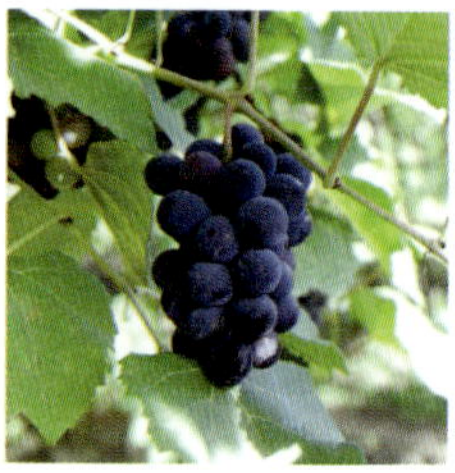
식물의 생태	유럽 남부 및 아시아 서부 원산으로 세계 각지에서 재배하는 낙엽 활엽 덩굴나무이다.[39)]	
오일	베이스 오일로 100% 사용 가능하며 10%의 다른 베이스 오일과 혼합하여 사용하기도 한다. 향이없고 매우 가벼운 오일로 끈적임이 없으며 피부에 기름기 없이 부드럽고 매끄럽게 스며든다.	
추출법	포도즙을 짜고 난 후에 씨앗을 세척, 건조, 온열압착법의 과정을 거쳐 추출한다. 씨에는 오일이 13% 정도 포함되어 있다.	
주성분	팔미트산 11%, 스테아르산 4%, 올레인산 20%, 리놀레산 65%	
특징	노화방지에 효과가 있고 카테친 성분은 해독, 살균 효과를 지닌다. 피그나게롤 성분이 피부의 탄력을 증진시키고 혈관을 강화시킨다.	
피부타입	피부 보습 효과로 건성피부에 탁월하며, 민감성피부, 지성피부 등 모든 피부에 적합하다.	
주의사항	무색의 탈색된 오일을 치료용으로 써서는 안 된다.	

(4) 맥아윗점 오일 Wheatgerm Oil[40]

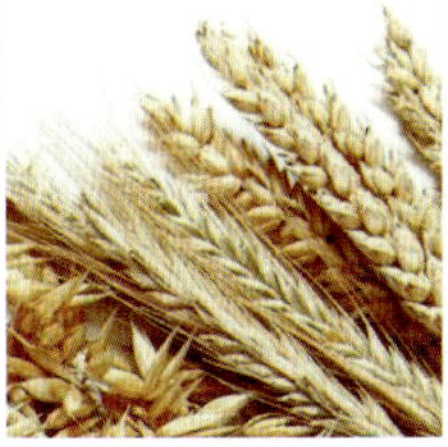

학명	*Triticum vulgare*
식물의 생태	아열대 및 온대 지역에서 널리 재배된다. 밀알은 겨 12%, 맥아 3%, 나머지는 주로 녹말이 주성분인 배젖으로 이루어져 있다.
오일	천연 항산화제인 비타민 E의 함량이 높아 다른 캐리어 오일에 첨가하여 보존제로 사용할 수 있다.
추출법	밀알을 빻아 흰 밀가루를 얻는 과정에서 맥아가 분리되며, 맥아에 함유된 오일의 함량이 적어 인퓨즈 오일 또는 용매추출법으로 오일을 추출한다.
주성분	• 포화지방산 : 팔미트산 11~21% • 불포화지방산 : 올레인산 15~26%, 리놀레산 49~60%, 리놀렌산 6%, 다양한 비타민A,C,D,E과 미네랄
특징	피부 재생 및 피부 탄력성 회복, 튼 살, 항노화, 특히 피부세포의 구조를 탄탄히 하고 혈액순환을 도와 피부염을 호전시킨다.
피부타입	중성, 건성피부에 좋다.
주의사항	밀가루에 알레르기가 있는 사람은 사용 전 패치 테스트를 한다.

(5) 살구씨 오일 Apricot Kernel Oil[41]

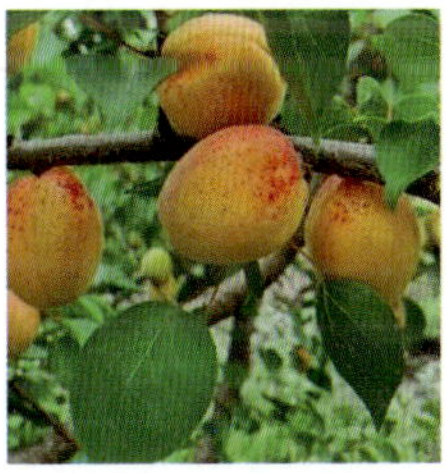

학명	*Prunus armeniaca L.*
식물의 생태	중국이 원산지인 살구나무가 중동에 소개되었고 그 뒤 로마인들이 남부 유럽에 많은 살구 과수원을 세웠다.
오일	스위트 아몬드 오일과 거의 비슷하다.
추출법	최상품은 씨에 열을 가하지 않고 압착해서 얻는다.
주성분	• 포화지방산 : 팔미트산 3~7% • 불포화지방산 : 올레인산 56~68%, 리놀레산 25~33%
특징	피부에 흡수력이 좋고 피부를 유연하게 해주며 습진으로 인한 가려움증을 완화하는 데 좋다.
피부타입	민감성, 건조, 노화피부에 좋다.
주의사항	독성에 관한 보고는 없으나 살구씨로 인한 접촉성 피부염은 보고된 적이 있다.

(6) 달맞이꽃 오일 Evening Primrose Oil[42)]

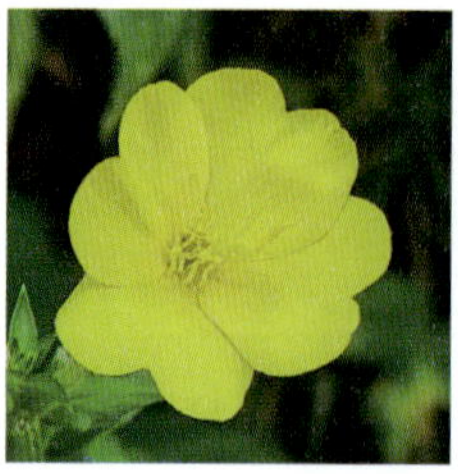

학명	*Oenathera. especially hookeri or biennis*
식물의 생태	남아메리카 칠레가 원산지로 물가나 길가, 빈터에서 자란다.
오일	달맞이꽃의 씨앗을 압착하여 추출한 식물성 오일로 일반적으로 베이스 오일로 사용한다.
추출법	저온 압착 추출법으로 제조한다.
주성분	• 포화지방산 : 팔미트산 6.2% • 불포화지방산 : 올레인산 12%, 리놀레산 70%, 스테아르산 1%, 리놀렌산 10%
특징	우리 몸의 염증성 과정에 직접 작용하며 혈압, 혈전, 염증, 통증, 콜레스테롤 수치에 작용한다.
피부타입	건성피부, 활력을 잃은 피부, 건선이나 습진에 특히 좋은 효과가 있다.
주의사항	무색의 탈색된 오일을 치료용으로 써서는 안 된다.

(7) 로즈 힙 오일 Rose Hip Oil[43)]

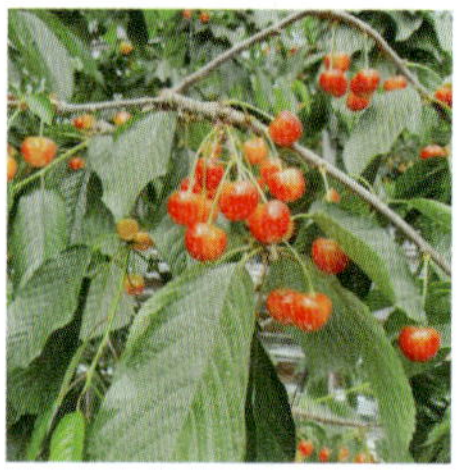

학명	*Rosa rubiginosa*
식물의 생태	안데스 지역인 칠레와 페루에서 자생
오일	카로티노이드 성분 함유로 붉은색이 도는 황금색을 띤다.
추출법	80℃ 이하에서 힙을 건조시킨 뒤에 쪼개어 씨를 얻고, 얻은 씨를 솔벤트 방식으로 추출
주성분	• 포화지방산 : 팔미트산 3.6% • 불포화지방산 : 올레인산 6.7%, 리놀레산 43.6%, 스테아르산 1.7%, α-리놀렌산 36.2%
특징	피부의 재생, 흉터 및 화상, 상처, 습진, 건선
피부타입	아토피성 피부
주의사항	지나치게 사용할 경우에 자극을 유발할 수 있고 햇빛에 건조해지는 부작용이 있다.

(8) 카렌듈라 오일 Calendula Oil[44)]

학명	*Calendula officinalis*	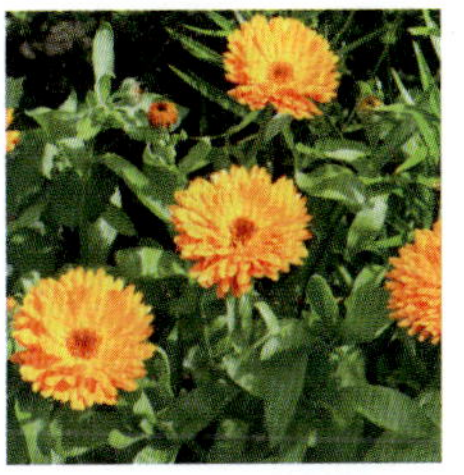
식물의 생태	지중해가 원산지인 한해살이 식물로 세계 어느 나라에서나 볼 수 있으며 약 50cm 정도로 자란다.	
오일	아로마 오일의 추출량이 매우 적어 인퓨즈 오일의 형태로 널리 사용된다.	
추출법	카렌듈라 꽃을 해바라기 오일에 담궈 놓으면 해바라기 오일에 카렌듈라의 유효 성분들이 우러나온다.	
주성분	• 정유 : 멘톨, 이소멘톨, 카리오필렌, 케톤유도체 • 색소 : 카로티노이드 • 쓴맛을 내는 화합물 : 사포닌, 플라보노이드 글리코사이드, 점액, 수지	
특징	항염제, 지혈제, 통경제, 수렴제 등으로 명성을 유지해 왔다. 꽃의 추출물, 팅크 및 우려낸 제제는 잘 아물지 않는 상처, 욕창, 타박상, 긁힌 상처 등에 쓰였다.	
피부타입	트고 갈라진 피부	
주의사항	따로 알려진 알레르기 반응은 없다.	

(9) 헤이즐넛 오일 Hazelnuts Oil[45)]

학명	*Corylus avellana*	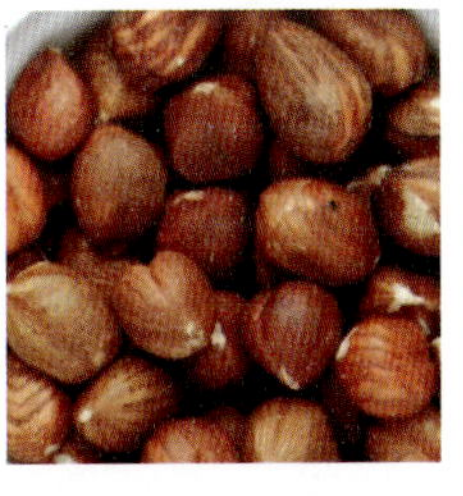
식물의 생태	높이 3m의 작은 낙엽수로 북유럽 전역에서 자생한다.	
오일	호박 같은 노란색으로 매우 유쾌한 맛이 난다.	
추출법	보통 냉압착으로 오일을 얻는데 압착한 뒤에는 며칠 동안 방치해 침전물을 가라앉히고 사용한다.	
주성분	• 포화지방산 : 팔미트산 4.0~10.0% • 불포화지방산 : 올레인산 70~84%, 스테아르산 1.0~4.0%, 리놀렌산 9~19%	

특징	피부에 빨리 흡수되고 수렴효과가 있으며, 피부에 영양을 공급한다.
피부타입	지성피부, 여드름피부, 노화피부
주의사항	헤이즐넛은 면역학적으로 접촉성 두드러기를 일으키고 아나필락시스를 유발할 수 있다.

(10) 캐롯 오일 Carrot Oil[46)]

학명	*Daucus carota L.*	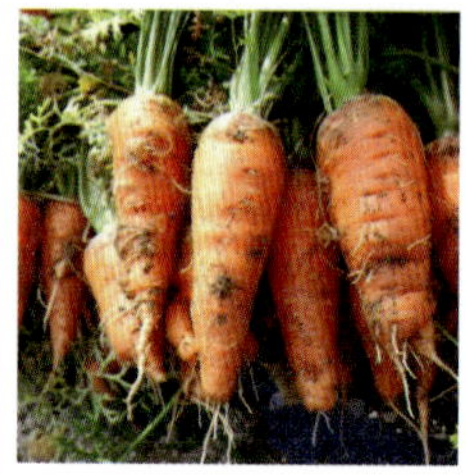
식물의 생태	당근은 2년생 식물로 주성분은 물, 카로틴, 당류, 펙틴, 레시틴, 셀룰로오스 등으로 이루어져 있다.	
오일	당근 씨앗에서 추출하고 베이스 오일로 사용되는 캐롯 오일은 당근의 뿌리를 이용한 인퓨즈 오일에서 얻는다.	
추출법	해바라기씨 오일에 약 3주간 담근 후에 걸러내면 노란빛의 당근 오일이 얻어진다.	
특징	피부에 활력을 주고 상처난 부위에 재생을 도와 치료 과정을 앞당기며, 피부 간지럼증을 가라앉히고 건선이나 습진에 좋은 것으로 알려져 있다.	
피부타입	주름진 피부에 효과적이다.	
주의사항	생리 촉진 효능이 있어 임신 중에는 사용을 피하는 것이 좋다.	
주의사항	지나치게 사용할 경우에 자극을 유발할 수 있고 햇빛에 건조해지는 부작용이 있다.	

(11) 마카다미아 너트 오일 Macadamia Nut Oil[47)]

학명	*Macadamia ternifolia, M. integrifolia*	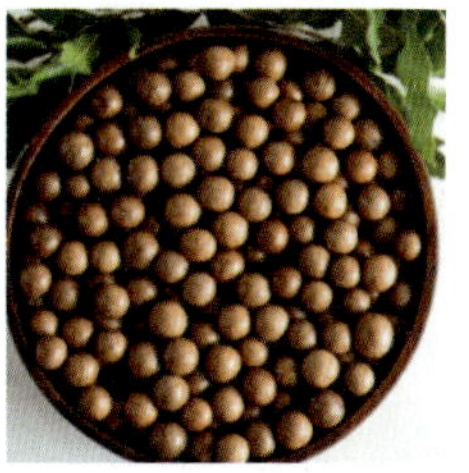
식물의 생태	호주가 원산지로 뉴 사우스 웨일즈 북동부 및 퀸즈랜드 남동부의 아열대 숲에서 자생한다.	
오일	트리아실글리세롤로 이루어져 있으며 불포화지방산이 80%로 쉽게 산패되지 않는다.	
추출법	오일은 30~35℃ 저온에서 냉압착하여 추출한다.	
주성분	• 포화지방산 : 미리스트산 0.6~1.6%, 팔미트산 7.0~9.5%, 스테아르산 2.0~5.5%, 아라키드산 1.5~3.0% • 불포화지방산 : 팔미톨레산 18~25%, 올레인산 55~67%, 리놀레산 1~3%	
특징	보존성이 우수하며 자외선으로부터 피부노화를 보호하는 제품에 사용된다. 화장품 원료의 상어 간유나 미네랄 오일의 대체 성분으로 사용된다.	
피부타입	노화피부	
주의사항	독성, 자극, 알레르기 반응이 없는 것으로 알려져 있다.	

(12) 보리시 오일 Borage Oil[48)]

학명	*Borago officinalis L.*	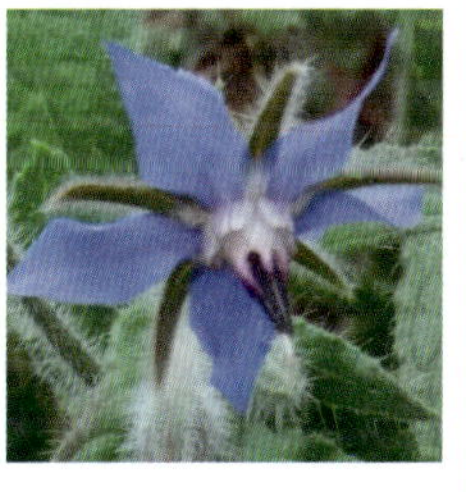
식물의 생태	중동이 원산지이나 현재는 중동 이외의 여러 지역에서 자생한다.	
오일	빛이나 열 및 습도, 공기 중의 산소에 의해 쉽게 파괴되므로 오일은 차고 어두운 곳에 보관해야 한다.	
추출법	짙은 갈색의 씨를 냉압착해서 얻는다.	
주성분	• 포화지방산 : 팔미트산 9~13%, 스테아르산 3~5% • 불포화지방산 10~20%, 에이코세노산 2~6%, 에루스산 1~3.5%, 올레익산 0.5~2.5% • 다중불포화지방산 : 리놀레산 34~42%, 감마 리놀렌산 19~29%	
특징	보리지 오일의 지방산 성분은 주름을 예방하는 효과가 있어서 얼굴관리 오일이나 로션에 혼합하여 사용하면 효과적이다.	
피부타입	습진이나 건선 등의 피부	
주의사항	보리지 오일의 부작용과 독성은 없는 것으로 알려져 있다.	

2. 에센셜 오일

1. 에센셜 오일의 정의[49)]

에센셜 오일은 천연물이나 유기농법으로 재배된 식물의 잎, 줄기, 열매, 꽃잎, 뿌리, 껍질 등에서 추출한 방향유 정유를 말한다. 에센스Essence라는 단어는 정수 Quintessence에서 유래하였으며, 중세 시대를 지나면서 '증류를 통해 얻은 물질'이라는 뜻으로 사용되었다.

에센셜 오일은 추출 부위에 따라 종류가 달라지고 같은 식물이라도 서식지나 기후 등 환경에 따라 조성이 다르게 나타나기도 하며 단일로도 사용되지만 목적에 따라 충분한 효과를 얻기 위해 2~3 종류를 혼합해서 사용하기도 한다. 혼합된 에센셜 오일은 시너지 효과가 발생하여 효능이 강화되기도 하는데, 이는 화학적인 작용에 의하여 새로운 화합물이 조성되는 것이다.

에센셜 오일은 비수용성의 성격을 띠고 있으나, 지방유에 녹는 지용성의 성격을 가지며, 강한 휘발성, 기화성, 광감각성, 높은 산화력의 특징을 보인다.

2. 에센셜 오일의 종류와 특성[50)]

(1) 바질 Basil[51)]

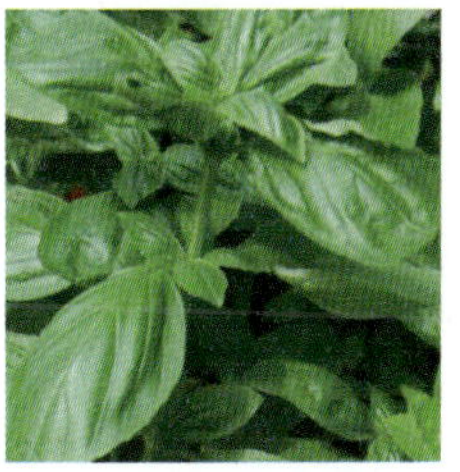

학명	*Ocimum basilicum*
향기타입	따뜻하고 싸한 향
노트	탑 Top
생산지	아시아, 아프리카, 프랑스, 이탈리아
시너지	베르가못, 블렉페퍼, 유칼립투스, 진저, 쥬니퍼
특징	바질 오일 중 프렌치 바질의 품질이 가장 좋다고 알려져 있다.
적용	신경계에 가장 효과적인 오일로 해충에 물렸을 때 통증을 줄여주며 피부를 상쾌하고 강하게 하는 효과가 있다.
주의사항	임신 중, 간질 환자에게는 사용을 금지한다. 민감성 피부에 자극을 줄 수 있으므로 유·소아의 사용을 금지한다.

(2) 베르가못 Bergamot[52)]

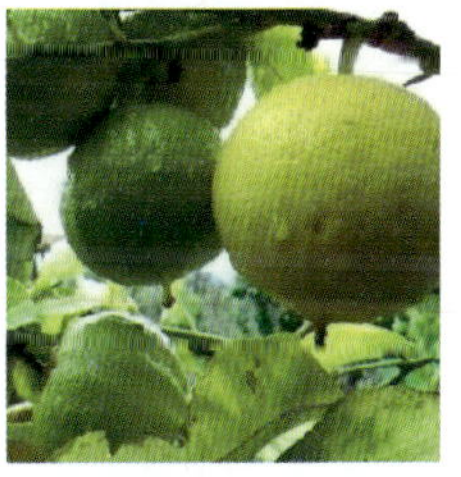

학명	*Citrus bergamia*
향기타입	가볍고 상쾌한 향으로 달콤한 과일의 향취가 난다.
노트	탑 Top
생산지	열대 아시아, 남부 이탈리아
시너지	블랙페퍼, 로즈메리, 사이프러스, 제라늄
특징	베르가못 잎은 얼그레이 차 맛을 더하는 데 사용된다. 이탈리아의 베르가모 Bergamo 라는 곳의 이름을 따서 붙여졌다.
적용	모공 수축, 피지제거 효과가 있으며 불안한 심리상태를 진정시키고 조절하는 기능이 있어 스트레스와 연관된 지성피부의 관리에 도움이 된다. 비뇨기계의 효과적인 살균, 소독제로 사용된다. 강한 방부효능은 비뇨기 질병, 여드름과 피부질환 치료에도 효과가 있다. 지성두피에 사용된다.
주의사항	민감한 피부에는 자극적이고 햇빛에 노출되었을 때 피부가 착색되므로 사용 후 직사광선을 피해야 한다.

(3) 유칼립투스 Eucalyptus[53]

학명	*Eucalyptus globulus*	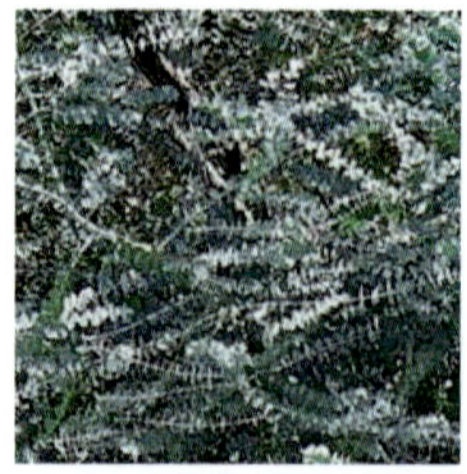
향기타입	장뇌와 비슷한 상쾌하고 자극적인 향	
노트	탑 Top	
생산지	호주, 지중해 국가	
시너지	쥬니퍼, 라벤더, 레몬, 로즈	
특징	높은 옥사이드 함량으로 자극을 촉진시키고 따뜻하게 한다. 호주의 원주민들은 열을 내리기 위해 유칼립투스 잎을 태우기도 한다.	
적용	과다한 피지 분비로 발생되는 여드름, 피부 손상 제거, 좌욕으로 방광염 및 비뇨기 질병, 피부 상처와 헤르페스, 지성두피, 종기에 효과가 있다.	
주의사항	고혈압 환자는 사용을 금하고 민감성피부에는 자극적이며 고농도로 사용할 경우 신장을 자극할 수도 있으므로 반드시 희석하여 사용하는 것을 원칙으로 한다.	

(4) 그레이프 프루트 Grapefruit[54]

학명	*Citrus paradisi*	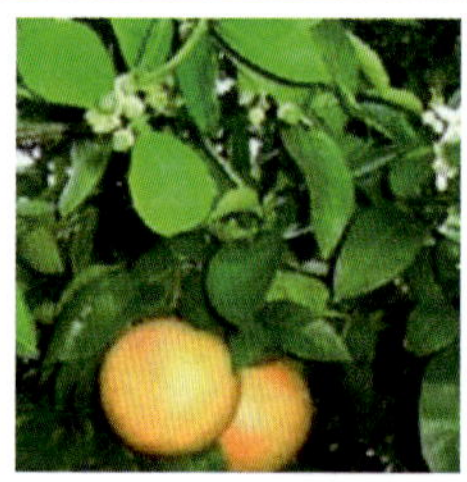
향기타입	달콤하고 상큼한 향기가 나는 감귤계의 향	
노트	탑 Top	
생산지	아시아, 서부 인도	
시너지	베르가못, 시더우드, 사이프러스, 펜넬	
특징	빨리 산화되는 특징으로 유효기간이 짧다. 감귤계의 오일이지만 광독성은 없다.	
적용	비타민 C 함유가 높고 세균으로 오는 질병을 예방해 주며 모발 성장을 촉진시킨다. 우울증이나 스트레스 해소에 효과적으로 림프 순환을 촉진시켜 부종을 제거하고 비만 관리에 이용한다. 순한 수렴효능이 있어 지성피부, 지성두피, 넓어진 모공, 여드름 치료에 효과적이다.	
주의사항	피부에 사용 후 직사광선을 피해야 한다.	

(5) 레몬 Lemon[55]

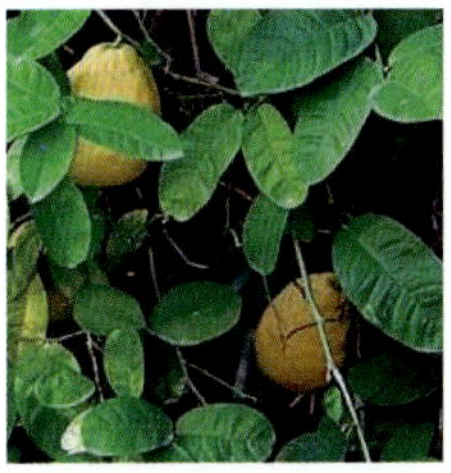

학명	*Citrus limon*
향기타입	상쾌한 과일 향
노트	탑 Top
생산지	열대 아시아, 남부 이탈리아
시너지	블랙페퍼, 로즈메리, 사이프러스, 제라늄
특징	비타민 A, B, C를 함유하고 있기 때문에 비타민이 가장 풍부한 오일 중 하나이다. 1kg의 에센셜 오일을 만들기 위해서는 약 3000개의 레몬이 필요하다.
적용	피부 관리, 미백 관리에 가장 널리 사용되는 오일로 클렌징 효과가 있어 지성, 여드름 피부의 관리에 효과적이다. 비듬성 두피, 피부질환여드름, 궤양, 발진 치료에 사용되며 항박테리아 효능은 병원균과 부패를 막아준다.
주의사항	피부에 사용 후 햇빛에 노출되면 안 된다. 민감한 피부에 자극적이므로 반드시 희석하여 사용한다.

(6) 레몬그라스 Lemongrass[56]

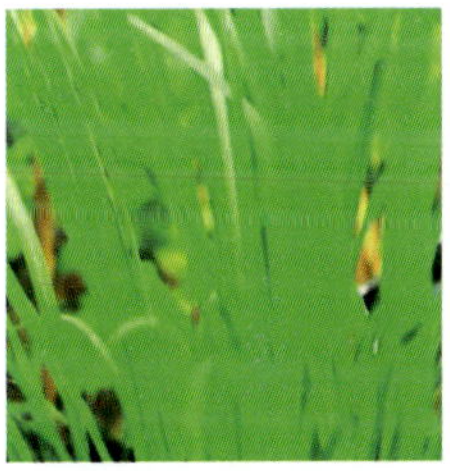

학명	*Cymbopogon citratus*
향기타입	달콤한 레몬 비슷한 강한 향기
노트	탑 Top
생산지	인도, 아프리카, 서부 인도, 열대 아시아
시너지	바질, 베르가못, 제라늄, 라벤더
특징	인도에서는 열을 내리고, 감염병 치료제로 사용했다. 동물에 기생하는 벼룩이나 진드기를 예방하는 데도 쓰인다.
적용	손상된 모발에 윤기를 주고 샴푸에 첨가하여 사용한다. 청정 방부효능은 레몬과 같으나 좀 더 따뜻하다. 로즈 마리와 블랜딩하여 운동 전·후 근육을 마사지하면 근육통이나 근육 피로 회복에 도움을 준다.
주의사항	민감성 피부를 자극할 수 있다.

(7) 만다린 Mandarin[57]

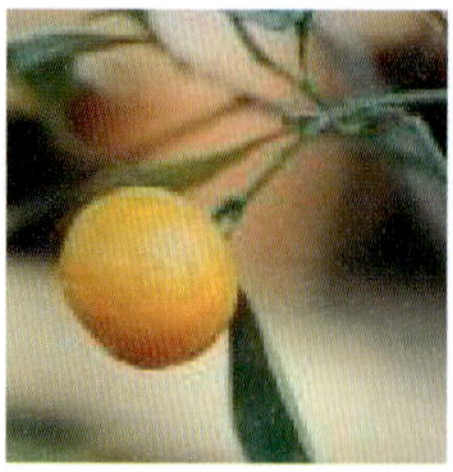

학명	*Citrus reticulate blanco*
향기타입	오렌지와 레몬이 섞여 있으면서도 달콤한 향
노트	탑 Top
생산지	아르헨티나, 이스라엘
시너지	호호바, 살구씨, 윗점, 네롤리, 라벤더
특징	오렌지 갈색에서 짙은 노란색을 띠는 갈색 또는 올리브 갈색의 유동성 오일로 달콤한 향이 강렬하지만 반드시 신선한 향을 갖는 것은 아니다. 통증 진정에 효과적이다.
적용	스트레스, 산후 우울, 긴장, 튼살, 장내 가스 제거, 소화, 지방분해, 배앓이 딸꾹질 진정 등에 효과가 있고 지성 피부, 여드름 잡티에 효과적이다.
주의사항	광독성이 낮다고 알려져 있지만, 바른 후 바로 햇빛에 노출되지 않도록 주의한다.

(8) 오렌지 Orange[58]

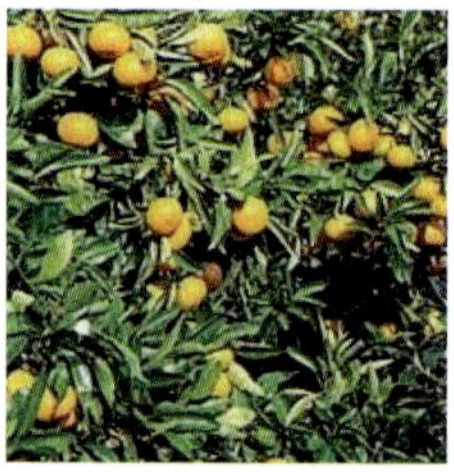

학명	*Citrus sinensis*
향기타입	오렌지 특유의 달콤하고 따뜻한 향
노트	탑 Top
생산지	중국, 지중해, 캘리포니아, 이스라엘, 남미
시너지	베르가못, 클라리 세이지, 클로브, 사이프러스
특징	감귤계 특성은 네롤리의 특성과 유사한 부분이 많다. 압착법으로 추출된 것이 증기 증류법보다 품질이 더 좋다.
적용	설사, 항문질환, 자궁출혈의 치료에 사용하며 어린이 소화불량에 오렌지 껍질을 많이 사용하며, 스트레스, 신경긴장, 두통, 건성, 지성 피부를 정상 피부로 회복시켜주며 콜라겐 생산을 촉진시켜 피부 표면과 거친 피부를 부드럽게 한다. 건성 두피에도 사용된다.
주의사항	직사광선을 피하고 반드시 희석해서 사용한다. 자주 사용하면 두통, 어지러움 등이 일어날 수 있다.

(9) 페퍼민트 Peppermint[59)]

학명	*Mentha piperita*	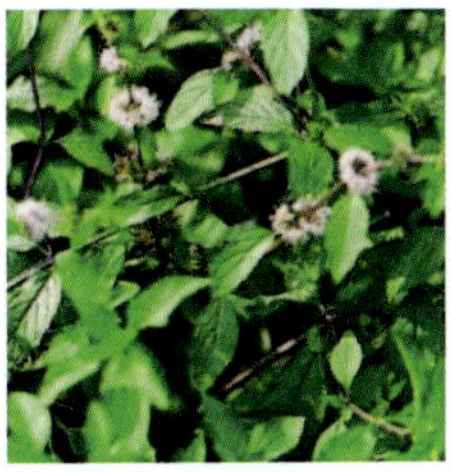
향기타입	강한 박하 향	
노트	탑 Top	
생산지	유럽, 미국	
시너지	바질, 베르가못, 사이프러스, 만다린, 마죠람	
특징	페퍼민트 차는 소화 문제가 있을 때 권할 수 있다. 영국은 기후 조건이 최적화되어 최고급 오일을 생산할 수 있다. 어린이나 애완동물에 해가 없어 곤충이나 벌레 퇴치에도 사용된다.	
적용	순환계의 흐름을 촉진시켜 비만을 완화시키고, 항염증, 항박테리아 작용이 있어 여드름 관리에 이용되며 소화를 돕기 위한 복부 마사지에 사용된다.	
주의사항	임산부, 산모에게는 사용을 금지하며 희석해서 사용해야 한다. 다른 오일과 혼합할 때에는 아주 소량만 사용해야 하며 눈 주위와 점막 부분에는 자극을 일으킬 우려가 있으므로 사용하지 말아야 한다.	

(10) 티트리 Tea tree[60)]

학명	*Melaleuca alternifolia*	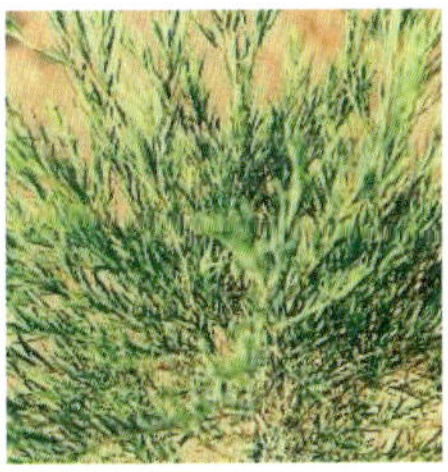
향기타입	장뇌의 시원한 향	
노트	탑 Top	
생산지	호주의 뉴사우스 웨일즈	
시너지	카모마일, 클로브, 사이프러스, 유칼립투스	
특징	18세기 제임스 쿡 선장이 호주에 도착하여 티트리 주변에 물이 붉은 색을 띤 갈색으로 변해있어 그 색이 홍차와 비슷하여 차처럼 우려 먹는 것을 시작으로 티트리 이름이 유래되었다.	
적용	강한 방부제, 항균제, 항박테리아제로 살균작용이 뛰어나며 냄새나는 발, 활동이 많은 발의 관리에 효과적이다. 두피의 건조를 방지하고 비듬의 예방 및 치유에 도움이 되며 항박테리아, 항바이러스, 항진균작용이 있어 방충제 역할을 한다.	
주의사항	사람에 따라 과민반응이 있을 수 있다.	

(11) 캐모마일 Camomile[61]

학명	*Chamaemelum nobile, Matricaria chamomilla*	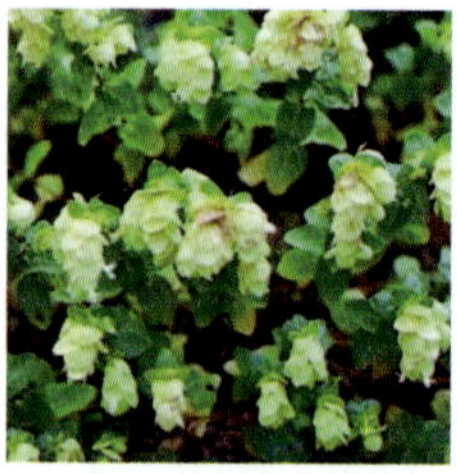
향기타입	가볍고 달콤한 사과 향	
노트	미들 Middle	
생산지	유럽, 아시아, 현재는 전 세계 널리 재배	
시너지	유칼립투스, 로즈메리, 라벤더	
특징	수렴, 소염, 살균, 소독작용, 모세혈관이 파괴된 피부와 건조하고 가려움이 있는 피부를 정상화 시킨다. 가벼운 탈취 효과, 신경계의 여러 질환에 사용된다.	
적용	신경성 소화불량, 장염, 두통, 불면증, 진정, 신경계 질환, 불면증 이상, 신경과민, 습진, 헤르페스, 좌상, 스트레스, 피부질환에 효과적이다.	
주의사항	임신 초기 4~5개월까지는 사용을 금지한다.	

(12) 사이프러스 Cypress[62]

학명	*Cupressus sempervirens*	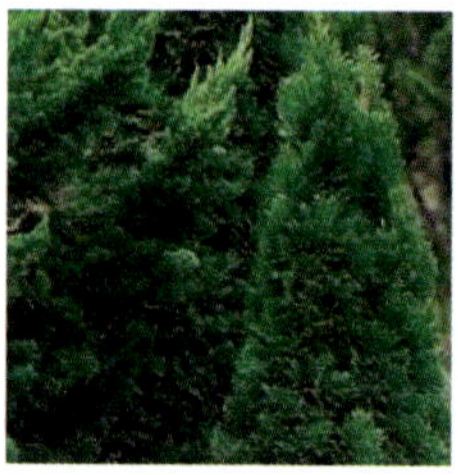
향기타입	상쾌한 나무향, 소나무와 유사한 향	
노트	미들 Middle	
생산지	동지중해, 현재는 모로코, 스페인, 프랑스	
시너지	벤조인, 베르가못, 클라리 세이지, 쥬니퍼, 라벤더	
특징	섬세하면서 오래 지속되는 향이 매우 독특하며, 무독성·무자극성으로 알려져 있다.	
적용	정맥류, 치질에 효과, 수렴작용, 순환기 활동 촉진, 지성피부, 지성모발, 여드름, 비듬, 약해진 세포 활동 강화, 지성두피, 좌욕 시 사용하면 자궁강화에 효과적이다.	
주의사항	고혈압 환자에게는 사용하지 않는 것이 좋다. 생리 주기를 규칙적으로 해주는 작용이 있으므로 임신 중에는 사용을 금지한다. 보통의 마사지에는 너무 강하기 때문에 사용 시 충분히 희석한다.	

(13) 펜넬 Fennel[63)]

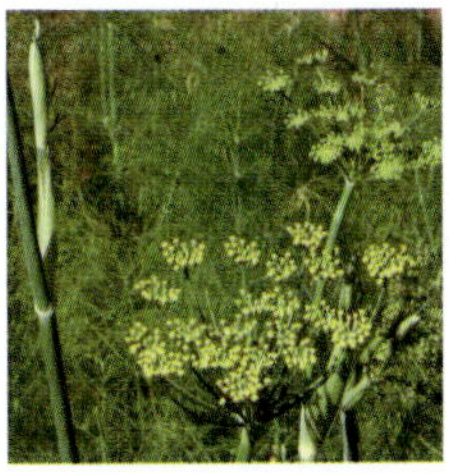

학명	*Foeniculum vulgare Miller*
향기타입	풀냄새와 비슷한 달콤한 향
노트	미들 Middle
생산지	이태리, 프랑스 등 여러 나라에서 야생
시너지	바질, 제라늄, 라벤더, 레몬, 로즈, 샌달우드
특징	펜넬은 스위트와 비터 두 가지 종류가 있으며, 주로 스위트 펜넬을 사용한다.
적용	셀룰라이트 분해 작용이 있어 비만 관리에 좋다. 방부제, 진정제, 근육 이완제로 사용한다. 모든 피부 타입 노화로 인한 퇴화 현상을 막아주고 건강하게 한다. 지성피부, 거친 피부, 지성두피, 멀미, 셀룰라이트, 비만에 주로 효과가 있다.
주의사항	간질 환자와 임산부는 사용을 금지하며 반드시 희석해 사용해야 한다. 과도한 사용을 금지한다.

(14) 프랑킨센스 Frankincense[64)]

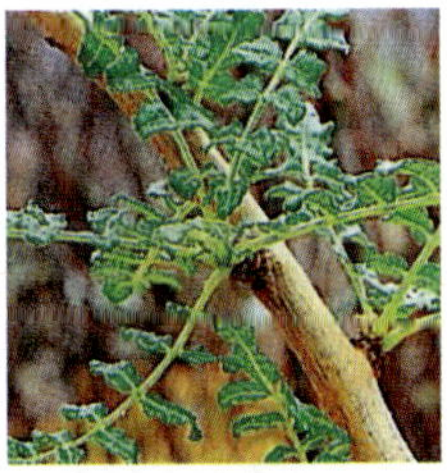

학명	*Boswellia carteri*
향기타입	방향성이 있는 나무향
노트	베이스 Base
생산지	북아프리카와 홍해지역, 소말리아와 오만
시너지	바질, 제라늄, 라벤더, 오렌지, 샌달우드
특징	호흡을 느리게 하고 감정을 가라앉히는 효과로 여러 문화권에서는 유향으로 사용한다. 이집트인들은 시체 방부제로 사용하였다.
적용	호흡기 질환에 탁월한 효과가 있으며 코감기에도 효과적이다. 소염, 수렴, 진통 작용이 있다. 노화된 피부 세포 재생에도 효과가 있다. 소염, 수렴작용 강화, 신경계 진정, 정신력 강화, 근심 긴장 해소, 마사지, 지성 두피, 아로마 목욕에 사용 피부 탄력을 유지시킨다.
주의사항	임신 중 사용은 안 되고, 출산 후에는 사용할 수 있는 오일이다.

(15) 제라늄 Geranium[65]

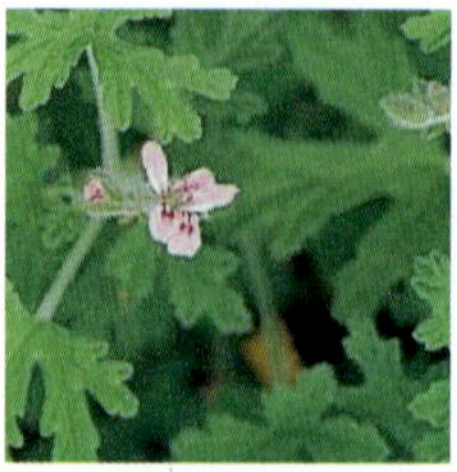

학명	*Pelargonium inquinans*
향기타입	향기로운 장미꽃 향
노트	미들 Middle
생산지	중국, 이집트
시너지	클라리세이지, 자스민, 라벤더, 로즈, 바질
특징	여성에게 도움이 많이 되는 오일 중 하나이다. 로즈 향과 비슷하지만, 고가의 로즈 향 대신 사용하기도 한다. 700 가지가 넘는 종류가 있다.
적용	피부 수렴, 항균 작용이 있어 여러 가지 피부염의 치유, 설사병, 치질, 염증, 월경 및 과다 출혈로 빈혈이 발생되는 현상과 향을 흡입하여 걱정·근심 해소, 건선, 화농 치료, 건성피부 치료에 사용한다.
주의사항	임산부는 사용을 금지한다. 민감성 피부엔 자극을 줄 수 있다.

(16) 자스민 Jasmine[66]

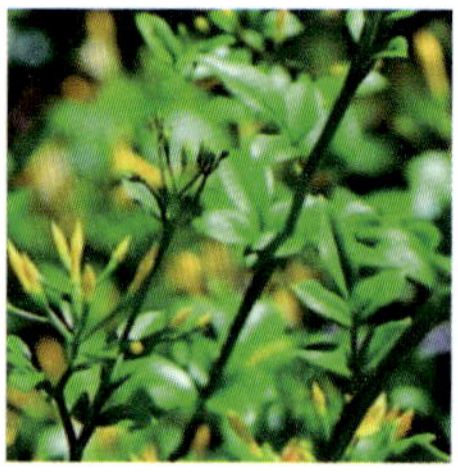

학명	*Jasminum*
향기타입	우아한 꽃 향
노트	베이스 Base
생산지	중국, 인도, 프랑스, 이태리, 모로코
시너지	베르가못, 시더우드, 제라늄, 라벤더
특징	소량의 오일을 생산하기 위해 아주 많은 양의 꽃이 필요하기 때문에 가격이 비싸다. 꽃 향이 가장 진한 밤에 꽃을 채취한다.
적용	건성피부에 탁월하며 호르몬의 균형을 조절하여 피부 상태를 정상화한다. 정신적인 피로회복, 자신감, 항우울증, 건성피부, 건성두피, 노화된 피부, 호르몬의 밸런스를 통하여 피부의 상태를 조절시켜주며 어떤 유형의 피부 보호에도 효과를 준다.
주의사항	임산부는 사용을 금지하지만, 출산 시에는 분만을 도와준다. 중독성이 있어 아주 소량만 사용하는 것이 좋다.

(17) 쥬니퍼 Juniper[67]

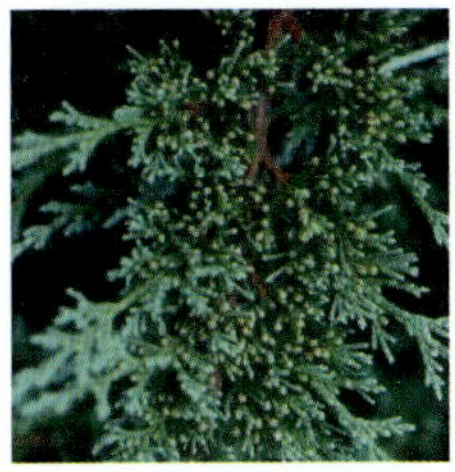

학명	*Juniperus communis*
향기타입	깔끔하고 상쾌한 나무향
노트	미들 Middle
생산지	프랑스, 이태리 등 유럽지역, 캐나다
시너지	벤조인, 베르가못, 시더우드, 사이프러스, 펜넬
특징	다른 사람과의 접촉으로 축적된 독소로 가득한 마음과 영혼을 정화해준다. 쥬니퍼의 열매는 증류주를 만드는 데 사용한다. 가장 중요한 특성은 해독성이다.
적용	체내에 남아 있는 노폐물을 제거하여 다이어트에 효과적이다. 피부의 과다 각질을 제거하므로 여드름, 피부염 등의 치료에 사용되며 지방 분해 및 수렴작용이 있어 셀룰라이트 관리에 사용된다. 지성피부, 비듬 제거, 피부염증, 소염, 순환기계를 촉진시켜 죽은 세포 제거, 지성두피, 스트레스 해소에 효과가 있다.
주의사항	임산부는 사용을 피하는 것이 좋고 과량 사용 시 신장에 자극이 있으므로 신장 질환자는 사용을 금지하며 염증이 있을 때도 사용을 금지한다.

(18) 라벤더 Lavender[68]

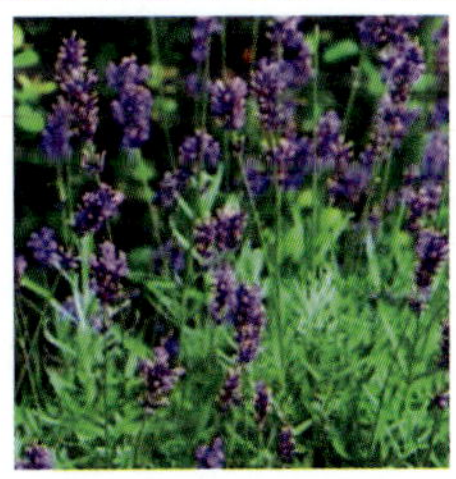

학명	*Lavandula species*
향기타입	허브와 발삼향
노트	미들 Middle
생산지	지중해 산간지역, 영국, 프랑스 등
시너지	벤조인, 베르가못, 카모마일, 클라리세이지
특징	원액 그대로 사용할 수 있는 오일이다. 라벤더를 키울 때는 다른 살충제가 없어도 될 만큼 살충 효과도 있다.
적용	신경성 긴장을 치료해 주고 피로 회복, 피지 분비 균형 유지, 피부관리에서 가장 보편적으로 사용하는 오일이며, 순한 진통, 두통, 편두통, 신경통, 근육통, 대상포진, 좌골신경통, 피부 질환, 좌상, 궤양, 통증 치료, 피부염, 습진, 여드름, 주사, 건선, 탈모 두피, 종기 치료 시 레몬과 섞어서 사용한다.
주의사항	임신 초기에는 사용을 금지하나 후반기에는 소량의 사용은 무방하다. 저혈압인 경우에는 사용 후에 졸음이 오거나 활기가 없어지는 것을 느끼는 사람도 있다.

(19) 마죠람 Marjoram[69]

학명	*Origanum majorana*	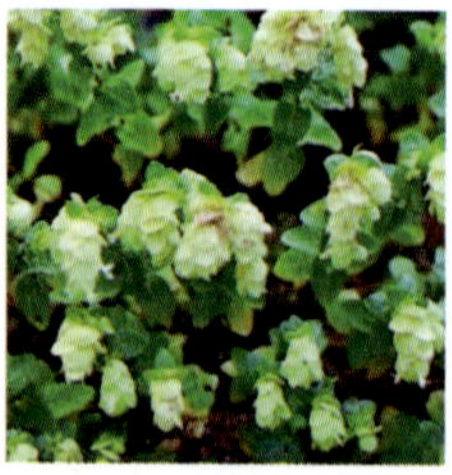
향기타입	스파이시하고 세련된 향	
노트	미들 Middle	
생산지	지중해 지역, 북아프리카, 이집트, 프랑스	
시너지	라벤더, 베르가못, 사이프러스, 로즈메리, 일랑일랑	
특징	타임의 한 종류인 스위트 마죠람은 스페인 마죠람과 구분되어야 한다. 어디서든 잘 자라는 식물로 영국의 정원에서 종종 볼 수 있다.	
적용	근육의 피로를 풀어주고 운동 후 마사지에 활용하며 진정, 안정의 효과가 있으므로 월경 기간 동안 복부 마사지에 사용하면 효과적이다. 통증, 감기, 두통, 근육통, 염좌, 좌상, 류머티즘, 고혈압, 스트레스, 불면증, 편두통, 근육통, 건성두피에 효과가 있다.	
주의사항	임신 중에는 사용을 금한다.	

(20) 소나무 Pine[70]

학명	*Pinus densiflora*	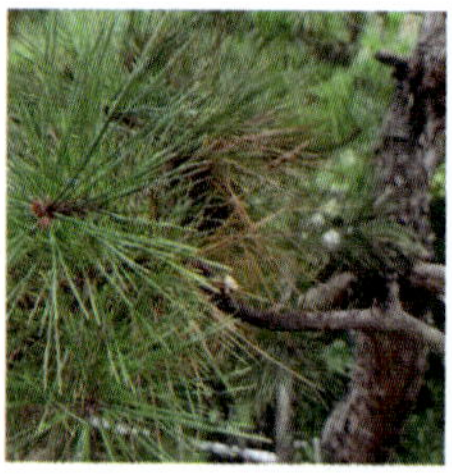
향기타입	신선한 산림의 향기	
노트	미들 Middle	
생산지	북유럽, 북아메리카, 러시아	
시너지	베르가못, 시더우드, 클로브, 사이프러스	
특징	여러 종류의 파인으로 얻을 수 있으나, 난쟁이 파인 Pinus pumilio 이라는 식물은 위험한 오일로 분류되어 있다. 아메리카 원주민들은 이불 속 이나 벼룩 퇴치에도 사용하였다.	
적용	냄새를 제거하는 탁월한 효과가 있으며 거담 작용으로 기관지염, 천식과 같은 호흡기 질환에 효과적이며 피부를 마사지할 때 섞어서 사용하면 근육의 피로를 풀어준다. 피부재생, 상처 난 피부, 피로한 피부, 건성두피, 주름진 피부를 치료하는 데 효능이 있다.	
주의사항	민감성피부에는 자극이 있을 수 있다.	

(21) 로즈메리 Rosemary[71]

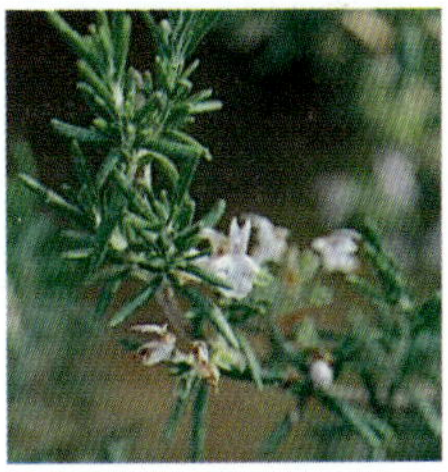

학명	*Rosmarinus*
향기타입	강하고 깨끗하며 상쾌한 약초 향
노트	미들 Middle
생산지	지중해, 튀니지, 알제리, 프랑스, 헝가리
시너지	라벤더, 타임, 바질, 페퍼민트, 시나몬
특징	1900년도 초까지 강한 살균력으로 병원 마당에서 태우기도 했다. 피부와 모발 관리에 많이 사용하는 오일이며, 흰머리를 검게 하거나 대머리 치료제로도 쓰인다.
적용	호흡기, 순환기, 심신피로, 긴장, 충혈, 소화, 신경통, 근육통, 류머티즘, 피부, 모발 손상, 지성두피 수렴작용 치료에 사용, 기억력 증진, 두통을 없애준다. 혈행촉진, 진통작용, 머릿결을 풍부하고 건강하게 해준다.
주의사항	임신부 및 혈압이 높을 경우에는 피하는 것이 좋다.

(22) 일랑일랑 Ylang Ylang[72]

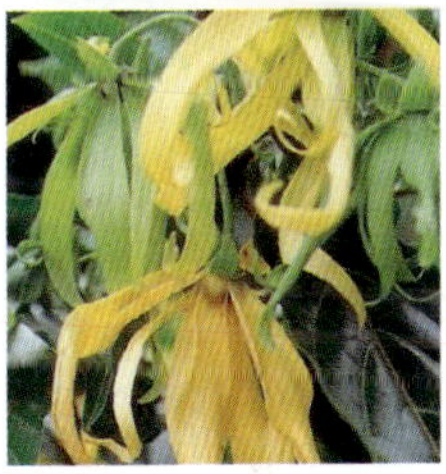

학명	*Cananga odorata*
향기타입	향기로운 꽃 향기
노트	베이스 Base
생산지	열대 아시아, 필리핀, 인도네시아
시너지	베르가못, 그레이프 프루트, 제라늄, 자스민, 라벤더
특징	꽃 중의 꽃으로 최음제로 알려져 있다. 빅토리아 시대에는 일랑일랑을 머릿기름으로 사용하였는데, 이는 두피에 자극을 주고 머리카락을 자라게 하는 효과 때문이었다.
적용	피지 분비를 조절하여 건성피부, 지성피부에 모두 사용하고 피부 정화 작용이 우수하다. 과로로 인한 두통, 멀미 치료, 여드름 치료 효능, 모든 타입의 피부에 좋으며 특히 건성두피, 피지를 조절해 주는 역할을 한다.
주의사항	많은 양을 사용할 경우 두통, 구토 증세가 나타날 수 있다. 민감한 피부에는 자극성이 있다.

(23) 클라리세이지 Claryage[73]

학명	*Salvia sclarea*	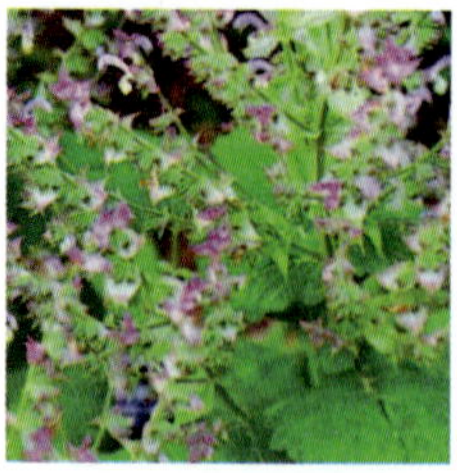
향기타입	향긋하고 감미로운 향	
노트	탑/미들 Top/Middle	
생산지	러시아, 프랑스	
시너지	베르가못과의 감귤계 오일, 사이프러스	
특징	피부의 건강과 재생을 촉진시켜 탄력 있는 피부를 유지, 잎과 꽃에서 추출하며 향기 있는 상중향이다. 중세 시대에는 '맑은 눈'으로 알려져 있어서 눈의 이물질을 없애는 데 사용하였다.	
적용	비듬, 건성 모발, 지성 모발, 두피 마사지로 탈모 방지, 발모 촉진, 심신 피로로 인한 소화력 감퇴, 신경안정, 소염, 목 기관지 질병에 효과적이다.	
주의사항	임신, 저혈압, 운동 중 사용 금지, 알코올 사용 금지, 다량 사용 시 두통의 원인이 된다.	

(24) 시더우드 CedarWood[74]

학명	*Cedrus atlantica*	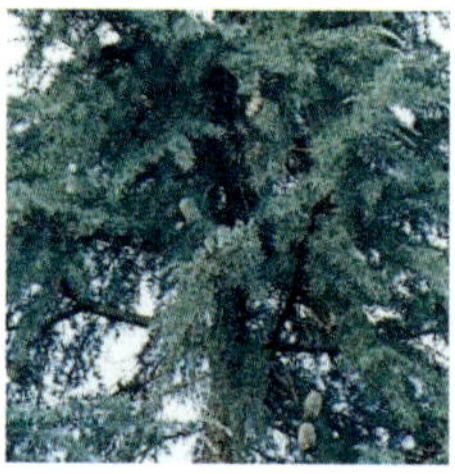
향기타입	따뜻하고 포근한 우디, 플로랄향 깊은 나무향	
노트	베이스 Base	
생산지	모로코, 레바논	
시너지	베르가못, 사이프러스, 자스민, 쥬니퍼	
특징	이집트인은 미라 방부처리용으로 이 오일을 사용했다. 옷장과 같은 가구를 만드는데 사용되며, 매우 향기로운 향과 방충제 역할을 한다.	
적용	월경불순, 류머티즘, 관절염, 전염병 예방, 벌레에 물리거나 해충 모기, 나방 등 퇴치에 사용한다. 모발, 여드름, 비듬 치료에 효과적이고, 두피를 자극 시켜 모발 건강과 탈모 예방을 하며 지성, 비듬, 염증 두피에 사용하면 효과적이다.	
주의사항	임신 중에는 사용을 금지하고 장기간 사용을 금지한다. 고농도로 사용하면 피부를 자극시킬 수 있다.	

(25) 패츌리 Patchouli[75]

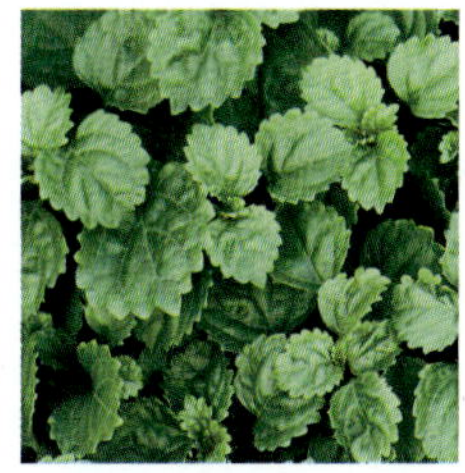

학명	*Pogostemon cablin*
향기타입	바닐라 향과 흡사한 달콤하고 지속적인 향
노트	베이스 Base
생산지	열대아시아, 인도, 말레이시아, 인도네시아
시너지	베르가못, 블랙페퍼, 시더우드, 클라리세이지
특징	패츌리라는 이름은 인도에서 유래되었고, 벌레나 뱀에 물렸을 때 해독제로 사용되었다. 또한, 향을 오래 유지하기 때문에 향수의 휘발 억제제로 사용한다.
적용	피부 질환 치료제로 효과가 있으며 노화된 피부에도 좋다. 피부 세포 재생, 피부 건강 회복, 피부염 진정, 일광 화상, 거칠고, 마르고, 튼 피부 보호 치료, 건성피부 치료에 사용한다.
주의사항	낮은 용량은 진정 효과, 높은 용량은 자극 효과가 있으므로 용량에 주의해야 한다.

(26) 샌달우드 SandalWood[76]

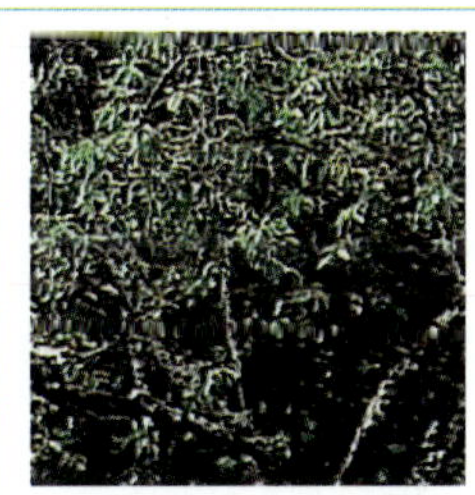

학명	*Santalum album*
향기타입	이그조틱 exotic 한 수목의 향
노트	베이스 Base
생산지	열대 아시아
시너지	로즈, 라벤더, 베르가못, 제라늄, 자스민
특징	인도에서는 보호수로 지정되어 있어 완전히 다 자랄 때까지 벌목이 금지되어 있다. 4000년 전부터 의료와 치료 목적으로 사용되었다.
적용	마음을 정화시켜 근심, 걱정, 우울 상태를 해소한다. 주로 향수 제조에 많이 이용된다. 박테리아를 살균시켜 여드름, 피부 흠집을 건강한 피부로 회복하며 건성두피, 지성두피에 사용하면 좋다.
주의사항	우울증이 있는 사람은 사용을 금지해야 한다.

3. 휘발 속도에 따른 에센셜 오일의 종류와 특성

시간에 따라 다른 향을 내는 에센셜 오일의 후각적인 느낌을 노트Note라 하며, 향의 지속성과 향의 첫 느낌과 끝의 향을 인식하는 지표가 된다.

표 5-1 휘발 속도에 따른 에센셜 오일의 종류와 특성

구분	종류	특성
탑 노트 Top note	바질 Basil 베르가못 Bergamot 유칼립투스 Eucalyptus 그레이프 프루트 Grapefruit 레몬 Lemon 레몬그라스 Lemongrass 만다린 Mandarin 오렌지 Orange 페퍼민트 Peppermint 티트리 Tea tree	• 향기 지속 시간은 3시간 이내 • 시트러스 계열 • 블렌딩된 향의 성격을 결정짓는 역할을 함 • 기분을 고조시킴 • 강렬하고 침투력이 강함 • 휘발성이 강해 빠른 증발로 후각 자극
미들 노트 Middle note	캐모마일 Camomile 사이프러스 Cypress 펜넬 Fennel 프랑킨센스 Frankincense 제라늄 Geranium 쥬니퍼 Juniper 라벤더 Lavender 자스민 Jasmine 마죠람 Marjoram 로즈 Rose 로즈메리 Rosemary	• 대부분의 오일이 여기에 속함 • 향기 지속은 6시간에서 2~3일 정도 • 플로럴 계열, 허브 계열 • 블렌딩 시 중심이 되는 오일 • 부드럽고 따뜻한 느낌 • 인체의 신진대사와 소화기관의 순환에 쓰임 • 배합 시 50~80% 차지
베이스 노트 Base note	일랑일랑 Ylang Ylang 패출리 Patchouli 시더우드 CedarWood 베티버 Vetiver 샌달우드 SandalWood	• 1주일까지 향 유지 • 전체 5% 이내에서 배합

단원평가

1. 휘발 속도에 따른 에센셜 오일의 종류와 특성에 대하여 서술하시오.

2. 캐리어 오일의 종류 중 호호바 오일에 대하여 서술하시오.

3. 캐리어 오일의 종류 중 스위트 아몬드 오일에 대하여 서술하시오.

Memo

단원평가

4. 캐리어 오일의 종류 중 윗점 오일에 대하여 서술하시오.

5. 캐리어 오일의 종류 중 마카다미아 너트 오일에 대하여 서술하시오.

6. 에센셜 오일의 정의에 대하여 서술하시오.

Memo

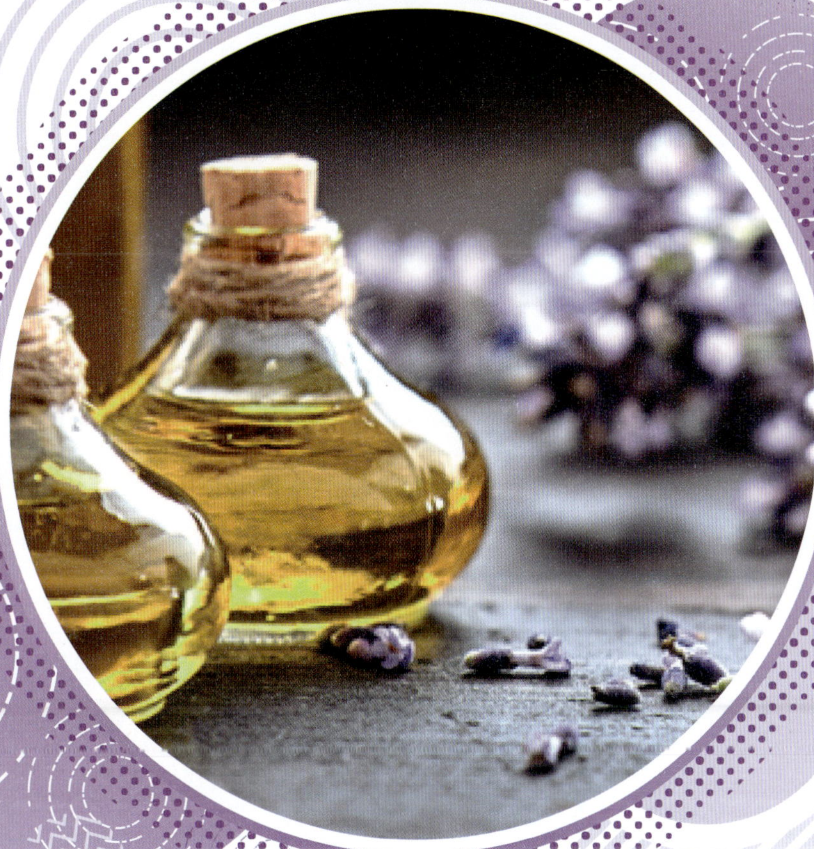

PART Ⅲ

아로마 테크닉

Chapter 6

아로마 블렌딩

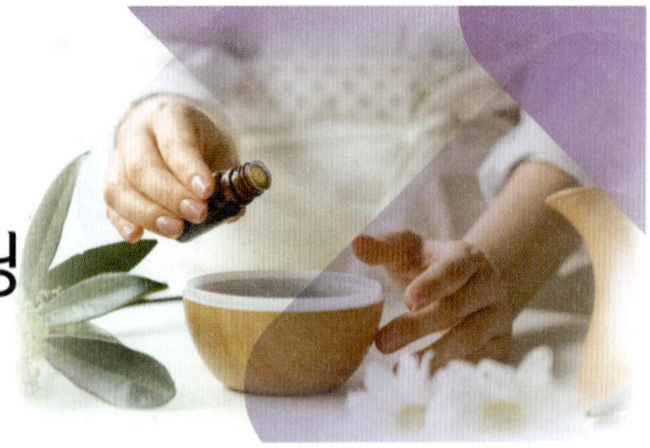

1. 아로마 블렌딩의 개념[78]

블렌딩Blending이란 혼합, 융합이라는 의미를 뜻하며 아로마 블렌딩은 각 식물의 에너지가 되는 부분을 추출하여 공통점이 같은 것끼리 묶어서 사용하는 목적에 따라 오일을 섞는 것이다.

2. 아로마 블렌딩의 목적

아로마를 단독으로 사용해도 좋은 효과를 얻을 수 있지만 아로마를 좀 더 잘 이용하고 효과를 높이기 위하여 블렌딩을 하며, 각 오일이 가진 비슷한 화학 구조로 된 것끼리, 향기가 어울리는 것끼리, 효능이 같은 것끼리 묶어 블렌딩을 하여 분명한 목적을 정해두고 오일의 배합을 맞춰 혼합해 공동 상승의 효과를 보려는데 목적을 둔다.

3. 아로마 블렌딩의 분류

1. 피부 유형별 블렌딩[79)]

(1) 건성 피부

피부 표면의 피지분비 감소로 인해 피부가 거칠고 건조한 타입이다. 세안 후 피부가 심하게 당기고 주름이 쉽게 생기기 때문에 피지분비를 촉진하고 충분한 수분과 영양을 공급해 주는 오일을 사용한다.

① 적용 에센셜 오일 : 자스민, 라벤더, 네롤리, 제라늄, 일랑일랑 등

② 적용 캐리어 오일 : 아보카도, 스위트 아몬드, 호호바, 로즈 등

(2) 지성 피부

피부 표면의 피지가 과도하게 분비되는 피부로 모공이 넓고 각질이 많으며 여드름과 같은 피부 트러블이 많이 생기는 타입이다. 여성보다는 남성이 많으며 남성호르몬이 과다 분비되어 피지선을 자극하기 때문에 피지분비를 감소시키는 오일을 사용한다.

① 적용 에센셜 오일 : 레몬, 라벤더, 사이프러스, 제라늄, 티트리 등

② 적용 캐리어 오일 : 호호바, 카렌듈라, 헤이즐넛 등

(3) 중성 피부

피부에 자극이 없는 일반적인 오일을 사용한다.

① 적용 에센셜 오일 : 캐모마일 저먼, 라벤더, 팔마로사, 로즈, 네롤리 등

(4) 민감성 피부

외부환경에 민감하게 반응하고 일시적인 수분 부족과 가려움, 모세혈관 확장이 반복적으로 쉽게 발생될 수 있는 피부로 저자극성으로 수렴, 재생효능이 있는 오일을 사용한다.

① 적용 에센셜 오일 : 캐모마일, 로즈, 네롤리, 라벤더 등

2. 관리 목적별 블렌딩[80)]

관리의 목적에 따라 관리 부위에 적절한 용량의 비율로 에센셜 오일을 블렌딩해야 한다. 블렌딩의 비율은 얼굴 1~2%, 전신 3~5%로 희석하여 사용할 수 있으며, 일반적으로 얼굴은 1%, 전신은 3%로 에센셜 오일을 희석하여 사용한다. 또한, 3개월에서 7세까지는 성인의 1/4로 희석하여 사용하고 7세부터 16세까지는 성인의 1/2로 희석하여 사용한다.

※ 에센셜 오일 1방울1drop은 0.05ml로 1ml는 20방울의 에센셜 오일이 필요하다.

(1) 비만 관리 블렌딩 50ml 기준

- 에센셜 오일 : 사이프러시 오일 7방울, 쥬니퍼 오일 7방울, 펜넬 오일 6방울, 그레이프 프루트 오일 10방울
- 베이스 오일 : 호호바 오일 20ml, 아몬드 오일 20ml, 아보카도 오일 10ml

(2) 셀룰라이트 관리 블렌딩 50ml 기준

- 에센셜 오일 : 오렌지 오일 10방울, 쥬니퍼 베리 오일 10방울, 진저 오일 5방울, 파출리 오일 5방울
- 베이스 오일 : 호호바 오일 20ml, 아보카도 오일 30ml

(3) 탄력 및 보습 관리 블렌딩 50ml 기준

- 에센셜 오일 : 로즈메리 오일 13방울, 바질 오일 7방울, 클라리세이지 5방울, 프랑킨센스 오일 5방울
- 베이스 오일 : 호호바 오일 30ml, 아보카도 오일 20ml

(4) 아토피 및 건선 관리 블렌딩 50ml 기준

- 에센셜 오일 : 라벤더 오일 15방울, 캐모마일 저먼 오일 4방울, 캐모마일 로먼 오일 6방울, 샌달우드 오일 5방울
- 베이스 오일 : 호호바 오일 25ml, 아몬드 오일 15ml, 이브닝프라임로즈 오일 10ml

(5) 두피 관리 블렌딩 50ml 기준

- 에센셜 오일 : 로즈메리 오일 10방울, 페퍼민트 오일 10방울, 시더우드 오일 10방울
- 베이스 오일 : 호호바 오일 50ml

(6) 건성 모발 관리 블렌딩 50ml 기준

- 에센셜 오일 : 샌달우드 오일 5방울, 일랑일랑 오일 10방울, 라벤더 오일 15방울
- 베이스 오일 : 호호바 오일 50ml

(7) 지성 모발 관리 블렌딩 50ml 기준

- 에센셜 오일 : 베르가못 오일 10방울, 시더우드 오일 10방울, 바질 오일 10방울
- 베이스 오일 : 호호바 오일 25ml, 그레이프 씨드 오일 25ml

4. 아로마 블렌딩의 유의 사항[81)]

① 고객의 상태와 취향에 맞는 오일을 선택하여 사용한다.

관리의 목적이 정해지면 관리에 적합한 에센셜 오일을 제시하여 고객에게 각각의 오일향을 맡아 보게 하고 고객이 최종 승인한 향을 선택한다.

② 두세 종류의 에센셜 오일을 선택하는 것이 이상적이나 향의 조화와 블렌딩 목적에 따라 가감한다.

③ 진정과 자극이 서로 상반되는 효능의 오일은 블렌딩하지 않는다.

④ 블렌딩한 에센셜 오일을 피부에 바르거나 매뉴얼테크닉에 사용할 때에는 원액이 아닌 캐리어 오일에 희석하여 사용해야 한다.

수행평가 예시

중성 피부 블렌딩 방법

준비물 : 에센셜 오일, 베이스 오일, 비커, 유리 막대, 차광병, 라벨 스티커 등

블렌딩에 사용된 오일

- 에센셜 오일 : 라벤더 오일 1방울, 만다린 오일 1방울
- 캐리어 오일 : 스위트 아몬드 오일 10ml

블렌딩 과정

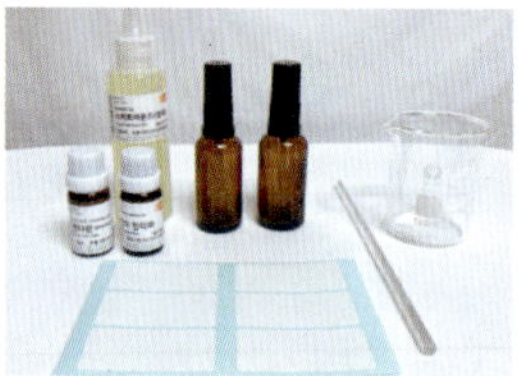

1. 블렌딩 할 준비물을 준비한다.

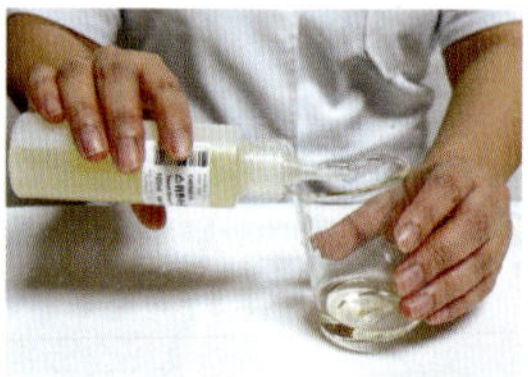

2. 베이스 오일 캐리어 오일을 비커에 담는다.

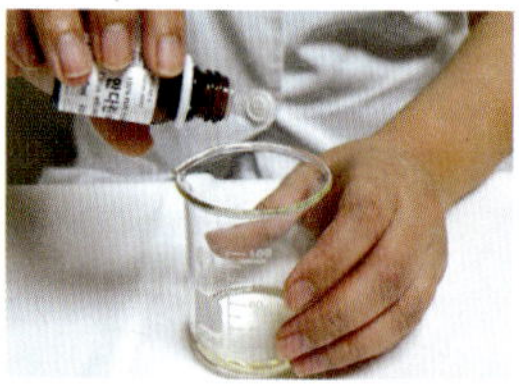

3. 에센셜 오일을 블렌딩 비율 1~2%에 맞추어 넣는다.

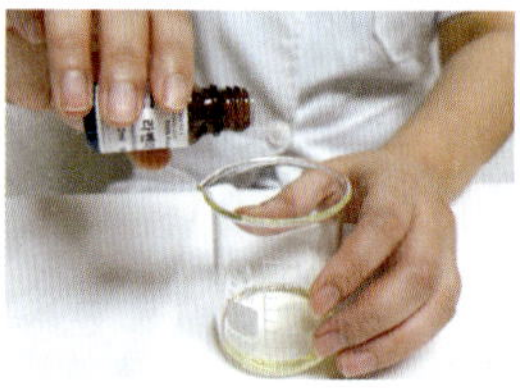

4. 에센셜 오일을 블렌딩 비율에 맞추어 넣는다.

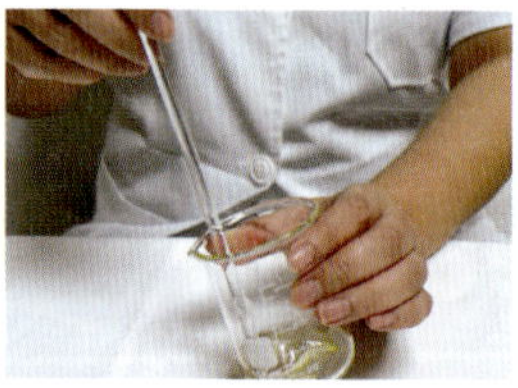

5. 베이스 오일과 에센셜 오일을 유리 막대로 잘 섞는다.

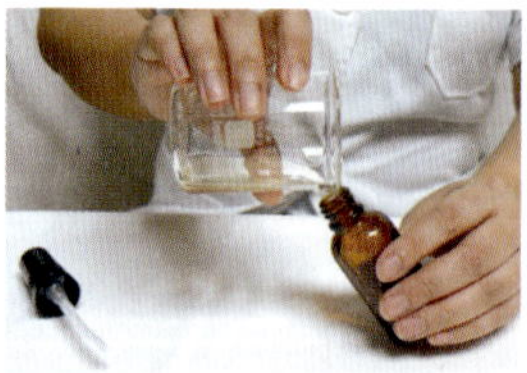

6. 차광병에 블렌딩한 오일을 넣는다.

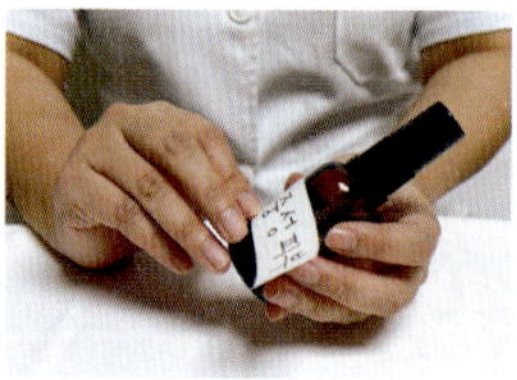

7. 라벨 스티커를 부착한다.

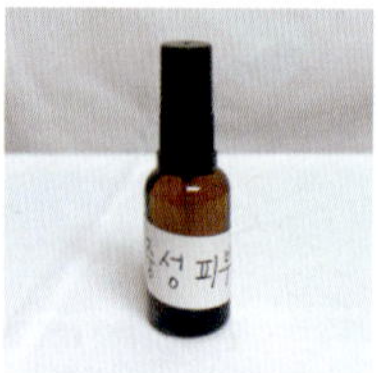

8. 완성된 블렌딩 오일

수행평가

피부 유형별 블렌딩 중 건성 피부에 알맞은 블렌딩을 하시오.

준비물 : 에센셜 오일, 베이스 오일, 비커, 유리 막대, 차광병, 라벨 스티커 등

블렌딩에 사용된 오일

- 에센셜 오일 : ______________________________
- 캐리어 오일 : ______________________________

블렌딩 과정

수행평가

피부 유형별 블렌딩 중 지성 피부에 알맞은 블렌딩을 하시오.

준비물 : 에센셜 오일, 베이스 오일, 비커, 유리 막대, 차광병, 라벨 스티커 등

블렌딩에 사용된 오일

- 에센셜 오일 : ______________________________
- 캐리어 오일 : ______________________________

블렌딩 과정

수행평가

피부 유형별 블렌딩 중 복합성 피부에 알맞은 블렌딩을 하시오.

준비물 : 에센셜 오일, 베이스 오일, 비커, 유리 막대, 차광병, 라벨 스티커 등

블렌딩에 사용된 오일

- 에센셜 오일 : ______________________________
- 캐리어 오일 : ______________________________

블렌딩 과정

수행평가

피부 유형별 블렌딩 중 색소침착 피부에 알맞은 블렌딩을 하시오.

준비물 : 에센셜 오일, 베이스 오일, 비커, 유리 막대, 차광병, 라벨 스티커 등

블렌딩에 사용된 오일

- 에센셜 오일 : ____________________
- 캐리어 오일 : ____________________

블렌딩 과정

Chapter 7

아로마 적용 방법

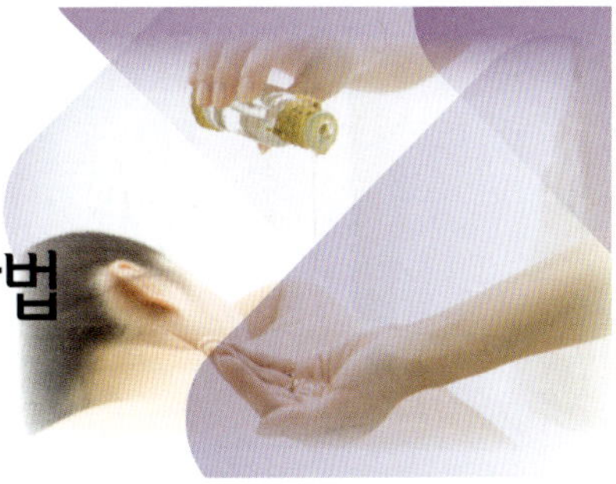

1. 확산법Vaporization

램프, 스프레이, 작은 볼이나 컵 또는 포트를 이용하여 공기 중에 확산시키는 방법이다.

(1) 램프 확산법

아로마 램프나 디퓨저에 물을 담고 에센셜 오일을 3~4방울 떨어뜨려 확산하는 방법이다.

(2) 스프레이 분사

스프레이 통에 따뜻한 물을 담고 에센셜 오일을 넣어 희석하여 분사하거나 알코올에 에센셜 오일을 희석하여 정제수를 섞어 뿌려주는 방법이다.

2. 목욕법Bath

욕조에 물을 채우고 에센셜 오일을 떨어뜨리는 방법으로 신진대사를 높여주고 아로마의 효과를 느낄 수 있는 가장 좋은 방법이다.

(1) 족욕 Foot bath

가볍게 발을 씻고 따뜻한 물에 에센셜 오일을 꿀이나 글리세린과 섞어 10~20분 정도 발을 담그는 방법이다.

(2) 좌욕 Sitz bath

따뜻한 물에 에센셜 오일을 꿀이나 글리세린을 섞어 10분 정도 좌욕하는 방법이다.

(3) 전신욕 Full bath

욕조에 따뜻한 물과 에센셜 오일을 꿀이나 글리세린을 섞어 10~15분 정도 입욕하거나 샤워 젤에 섞어 샤워하는 방법이다.

3. 증기흡입법 Inhalation

뜨거운 물에 에센셜 오일을 떨어뜨린 후 코를 통해 흡입하는 방법이다.

4. 건식흡입법 Dry inhalation

발향 패드나 손수건, 티슈에 에센셜 오일을 떨어뜨린 후 코를 통해 흡입하는 방법이다.

5. 습포법 Compress

물에 에센셜 오일을 섞어 깨끗한 수건이나 거즈를 적신 후 가볍게 짜서 환부에 대어 주는 방법이다.

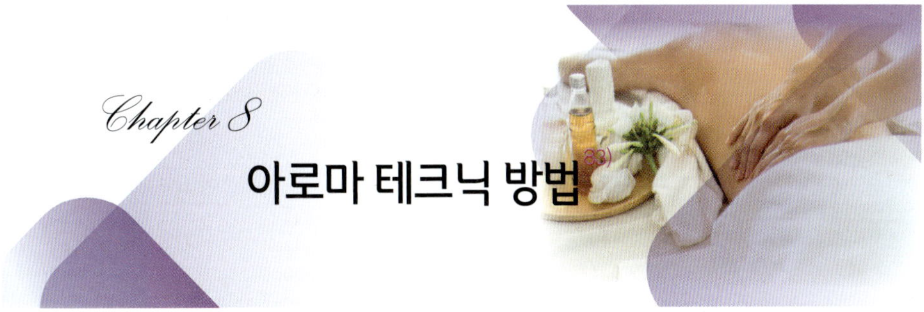

Chapter 8

아로마 테크닉 방법[33)]

1. 림프계

림프계는 심장 혈관계와 관련이 있으며 림프관의 망에 의해 체액의 순환을 돕는다. 혈관과는 다른 종류의 순환계로 림프Lymph, 림프관Lymphatic vessel, 림프절Lymph node로 구성되어 있고 세포 주변에 존재하는 과도한 체액과 단백질, 지방, 죽은 세포 등을 흡수하여 혈관계 안으로 되돌려주는 역할을 한다.

2. 림프절의 명칭

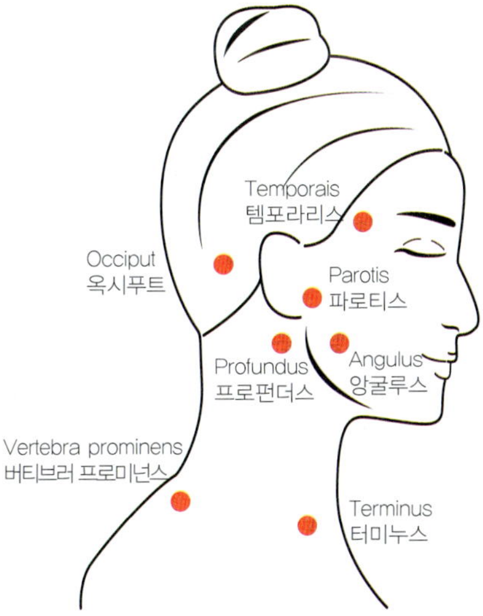

그림 5-1 림프절의 명칭

표 5-1 림프절의 명칭과 위치

명칭	위치
템포라리스 Temporais	관자놀이 부위
옥시푸트 Occiput	뒷머리 부위
파로티스 Parotis	귀문 앞 부위
프로펀더스 Profundus	귀 뒤 부위
앙굴루스 Angulus	턱 아래 부위
버티브러 프로미넌스 Vertebra Prominens	목 중간 부위
터미누스 Teminus	쇄골 아래 부위

3. 목 관리

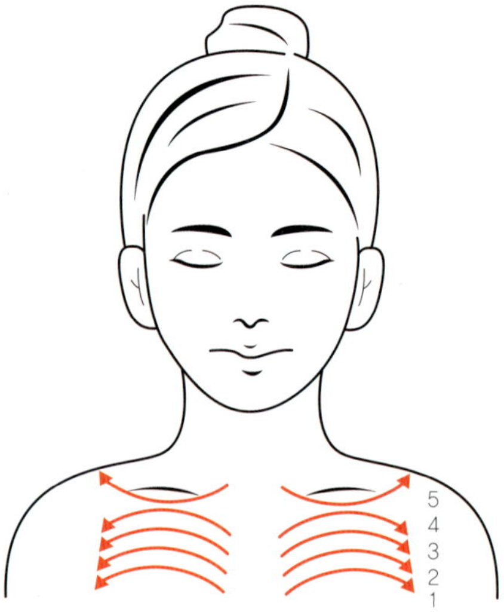

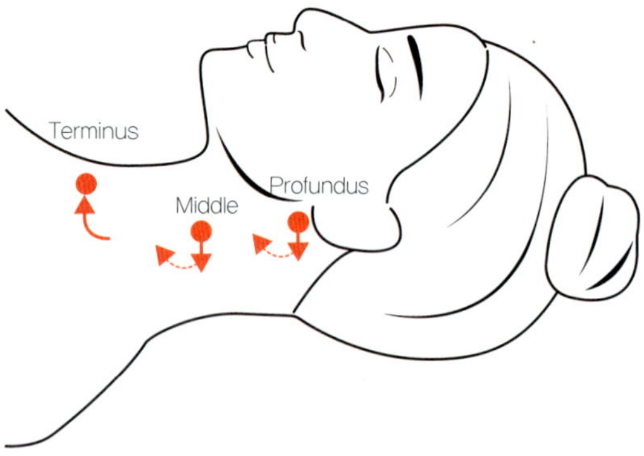

- 엄지손가락으로 흉골에서 액와 림프절까지 부채꼴 모양으로 쓰다듬는다. 마지막은 쇄골선을 따라 쇄골 끝점에서 마무리한다.
- 프로펀더스 Profundus, 미들 Middle, 터미누스 Terminus 각 부위에 정지 상태 원 동작을 반복하여 실시한다.

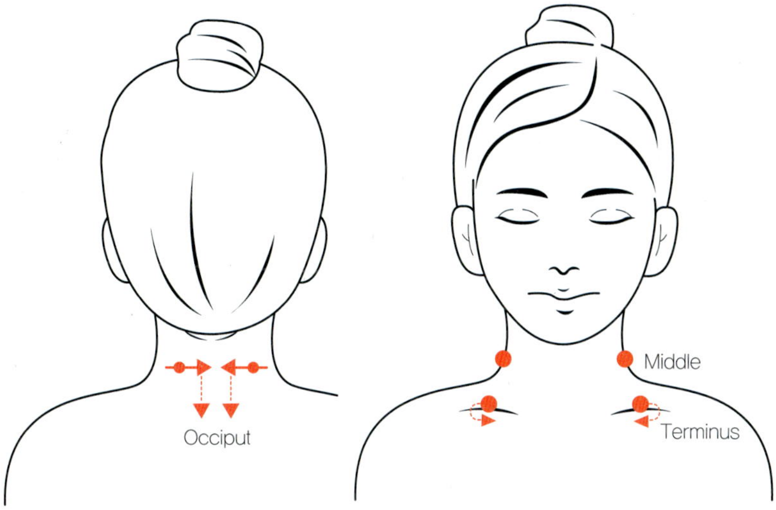

• 옥시푸트Occiput, 미들Middle, 터미누스Terminus 각 부위에 정지 상태 원 동작을 반복하여 실시한다.

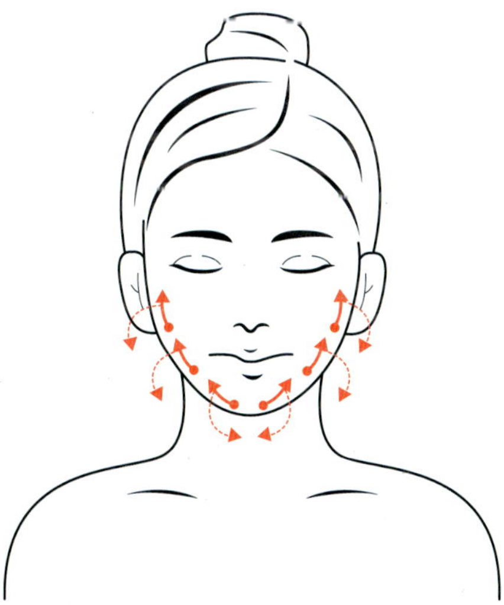

• 턱 중앙에서 하악까지 정지 상태 원 동작을 반복하여 실시한다.

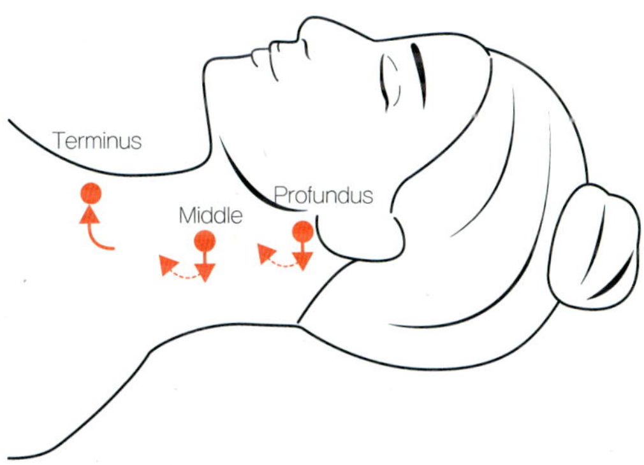

• 프로펀더스Profundus, 미들Middle, 터미누스Terminus 각 부위에 정지 상태 원 동작을 반복하여 실시한다.

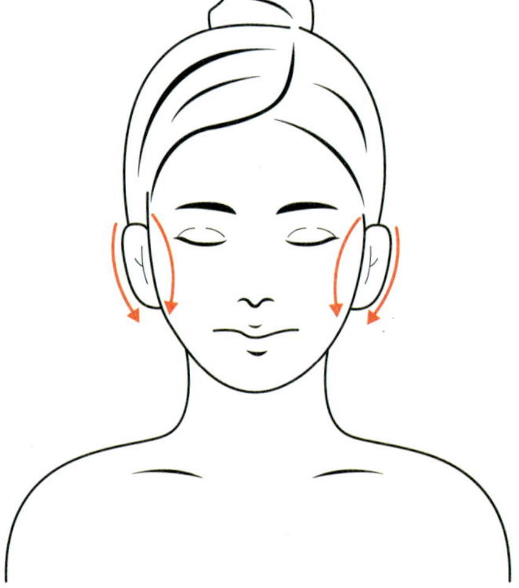

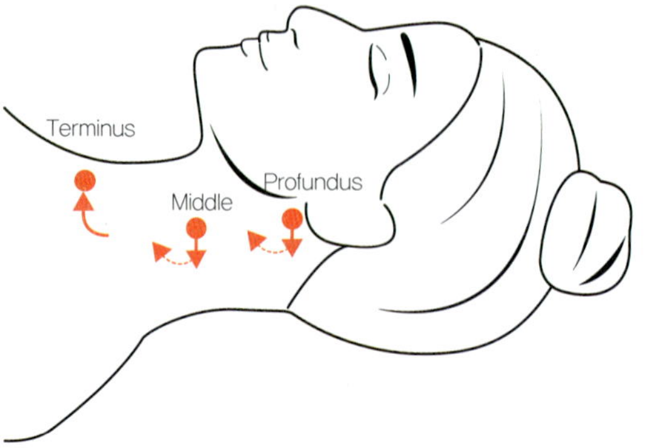

- 귀 앞과 뒤를 2, 3번째 손가락에 끼우고 정지 상태 원 동작을 반복하여 실시한다.

- 프로펀더스Profundus, 미들Middle, 터미누스Terminus 각 부위에 정지 상태 원 동작을 반복하여 실시한다.

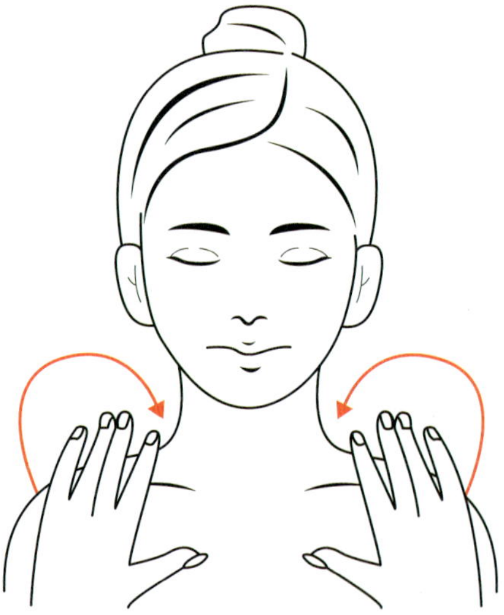

- 견봉 부위를 손으로 감싸고 정지 상태 원 동작을 반복하여 실시한다.

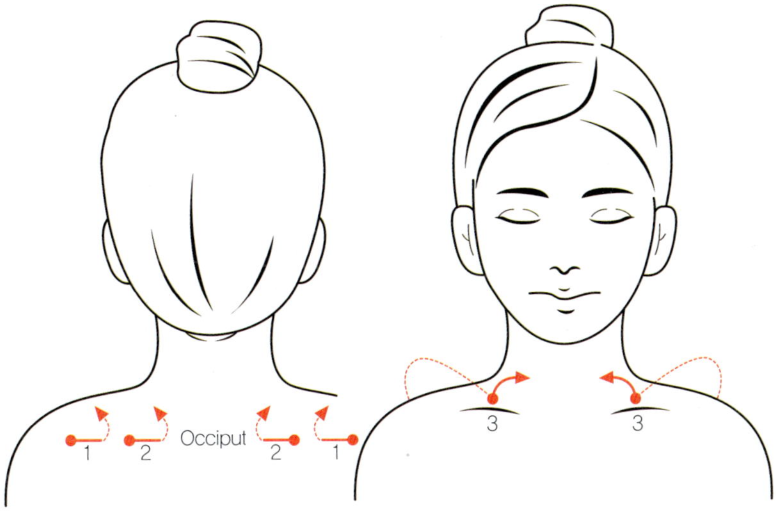

- 승모근의 두 지점에 정지 상태 원 동작을 실시한 후 터미누스Terminus까지 정지 상태 원 동작을 반복하여 실시한다.

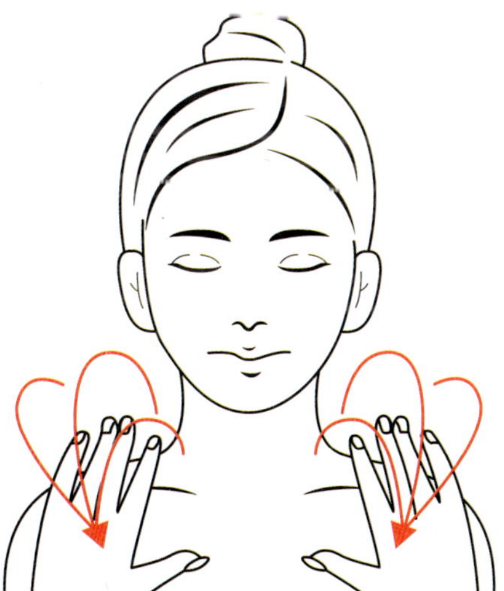

- 견봉 부위를 손으로 감싸고 정지 상태 원 동작을 반복하여 실시한 후 액와 림프절로 밀어낸다.

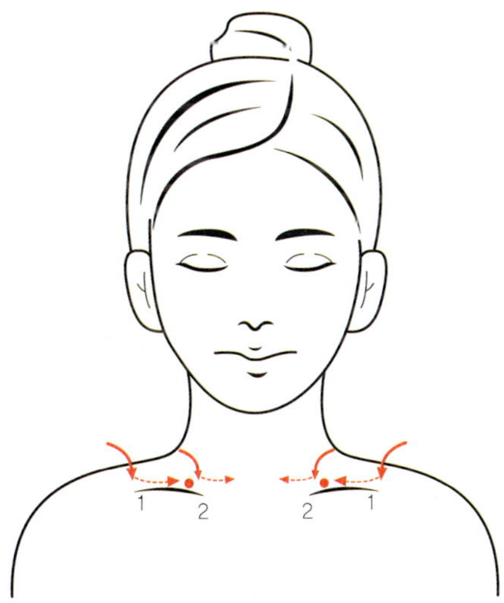

- 쇄골선 끝점과 터미누스Terminus 부위에 정지 상태 원 동작을 반복하여 실시한다.

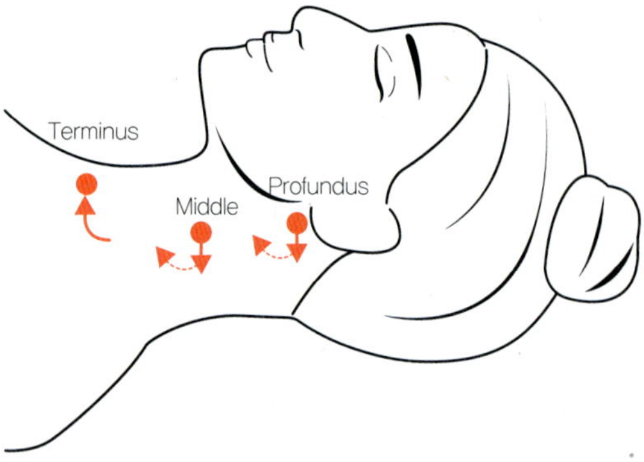

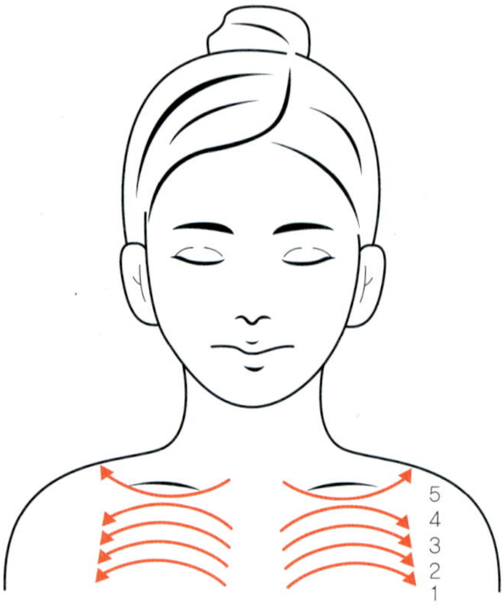

- 프로펀더스Profundus, 미들Middle, 터미누스Terminus 각 부위에 정지 상태 원 동작을 반복하여 실시한다.

- 쇄골선을 따라 쇄골 끝점까지 쓰다듬기 1회를 실시한다.

4. 얼굴 관리

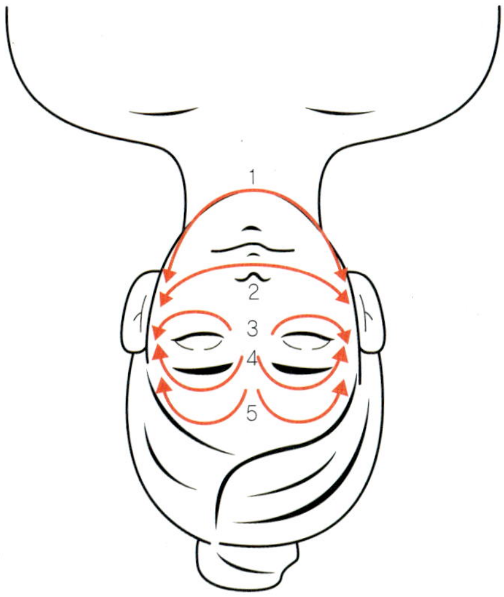

• 입술 아랫부분과 윗부분, 뺨, 이마를 평행하게 쓰다듬는 동작을 반복한다.

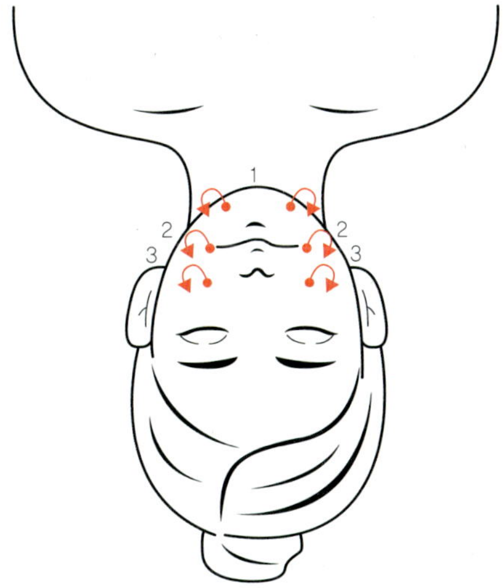

• 아랫입술 밑의 중간선에서 시작하여 양 입가를 그리고 나서 각 지점에 정지 상태 원 동작을 반복하여 실시한다.

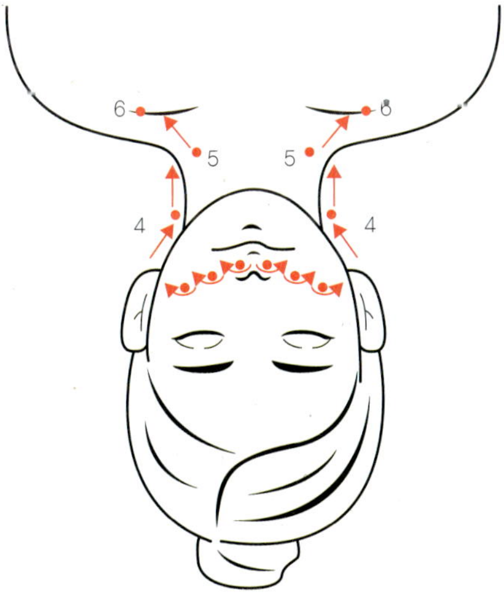

• 코밑에서 귀 중간 지점까지 정지 상태 원 동작을 반복적으로 실시한다. 그리고 프로펀더스Profundus, 미들Middle, 터미누스Terminus 각 부위에 정지 상태 원 동작을 반복하여 실시한다.

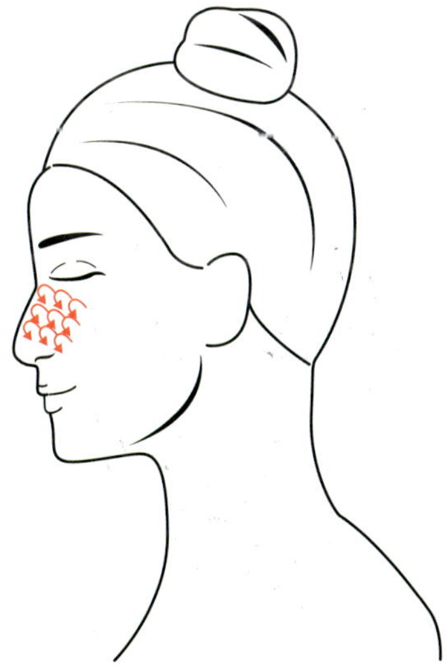

• 코끝, 코 중간, 코 뿌리 부위에 정지 상태 원 동작을 반복하여 실시한다.

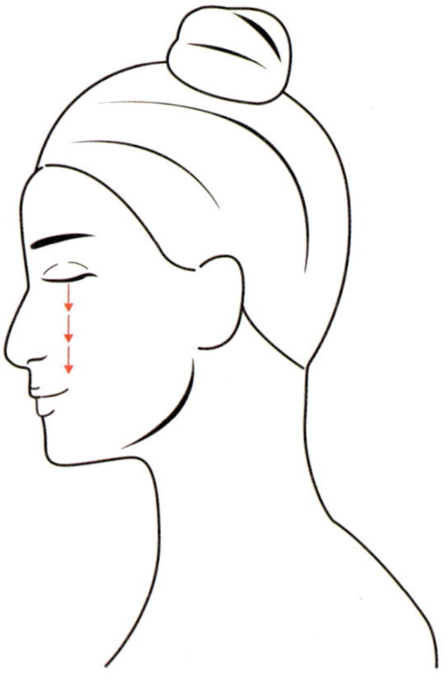

• 코뿌리에서 콧방울까지 세 부위에 정지 상태 원 동작을 반복하여 실시한다.

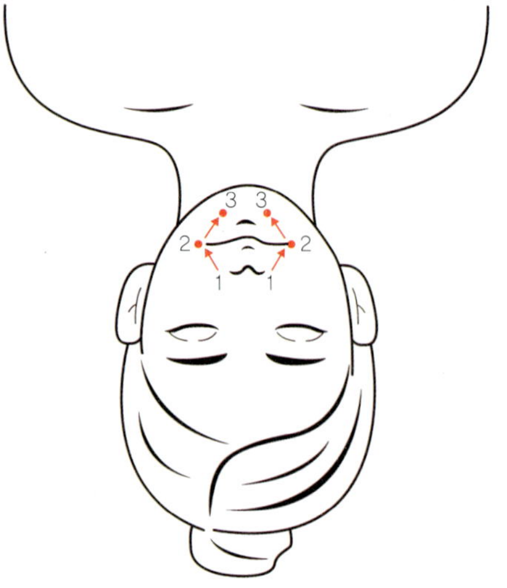

• 볼, 입술 끝, 턱 중앙을 2, 3, 4번째 손가락으로 정지 상태 원 동작을 반복하여 실시한다.

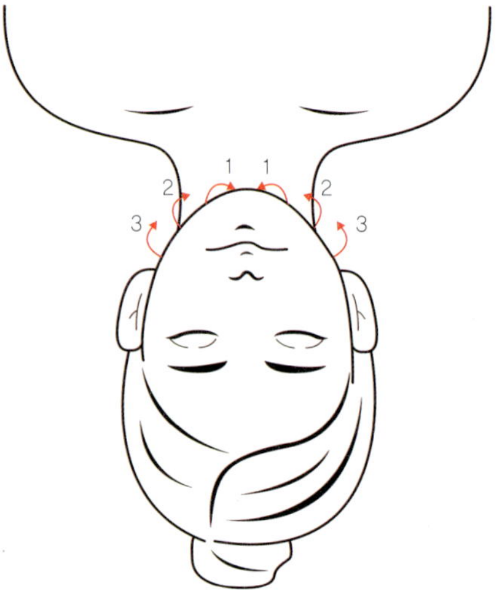

• 아래턱 중앙에서 하악까지 정지 상태 원 동작을 반복하여 실시한다.

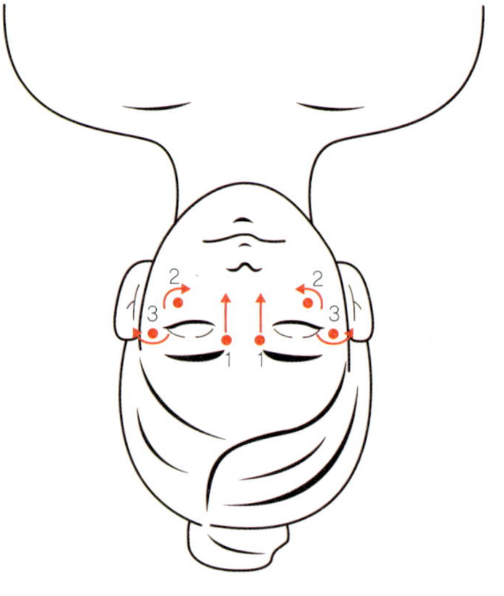

• 눈 아래 세 부위를 3번째 손가락으로 반복하여 실시한다.

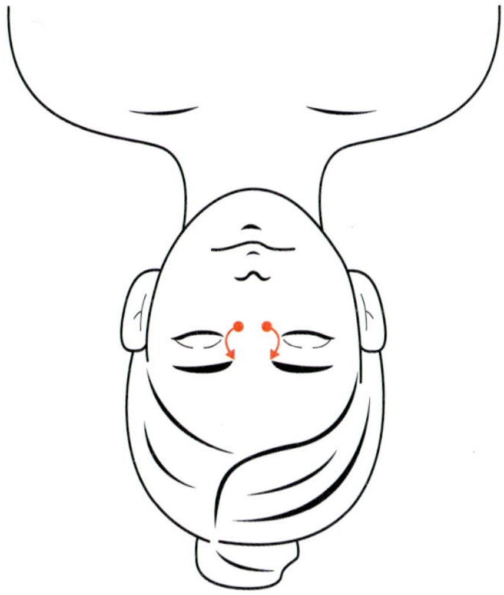

• 검지를 이용하여 눈물샘을 눈썹 머리 쪽으로 쓸어 올리는 동작을 반복하여 실시한다.

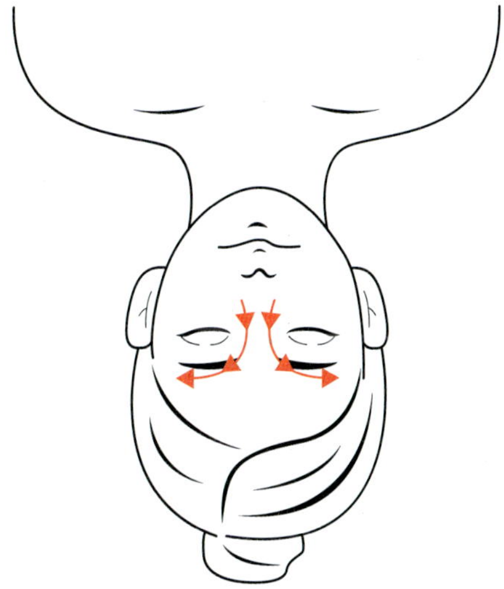

• 엄지손가락으로 코 선을 따라 쓸어 올린 후 검지와 엄지로 눈썹을 가볍게 집어 주는 동작을 반복하여 실시한다.

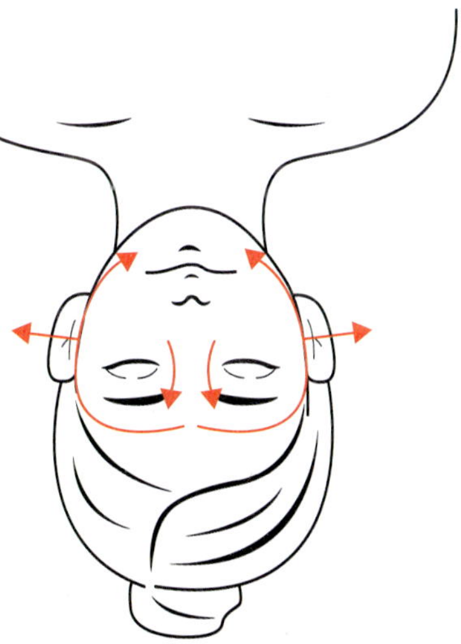

• 엄지로 양미간 부위를 쓸어 올린 후 엄지손가락을 90°로 세운다. 그리고 모지구Thenar로 눈썹을 지나 손바닥이 템포라리스Temporalis를 살짝 감싼 상태에서 가볍게 누른 다음 손을 떼어 내는 동작을 반복하여 실시한다.

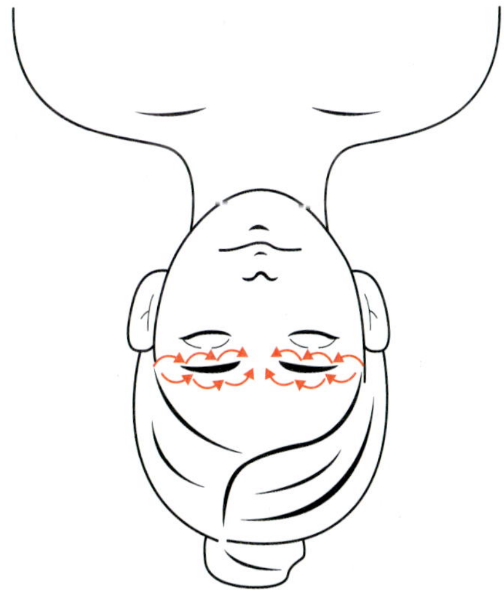

• 눈썹 머리를 3번째 손가락으로 정지 상태 원 동작을 한 후 2, 3, 4, 5번째 손가락을 이용하여 눈썹 중앙 눈썹 끝을 정지 상태 원 동작을 반복하여 실시한다.

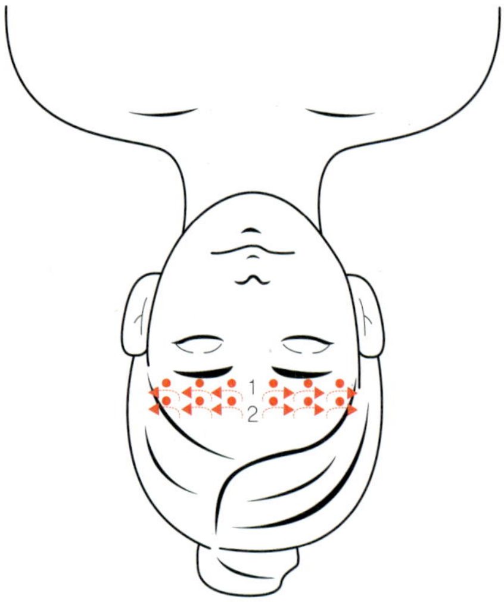

• 이마 중앙에서부터 관자놀이까지 1, 2, 3, 4, 5번째 손가락으로 원 동작을 반복하여 실시한다.

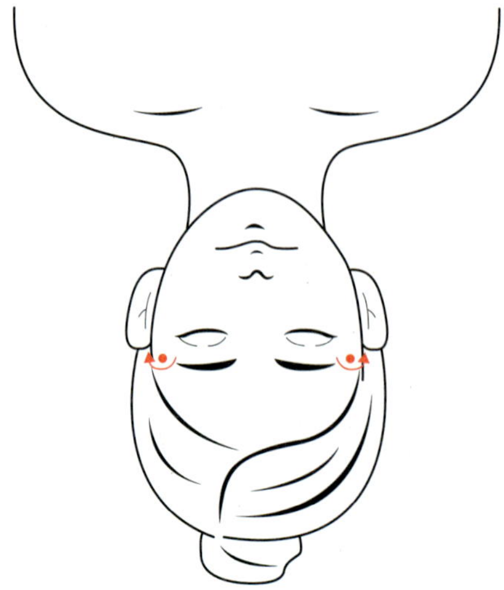

• 손가락을 곧게 편 상태로 이마 중간과 템포라리스 Temporalis에 정지 상태 원 동작을 반복하여 실시한다.

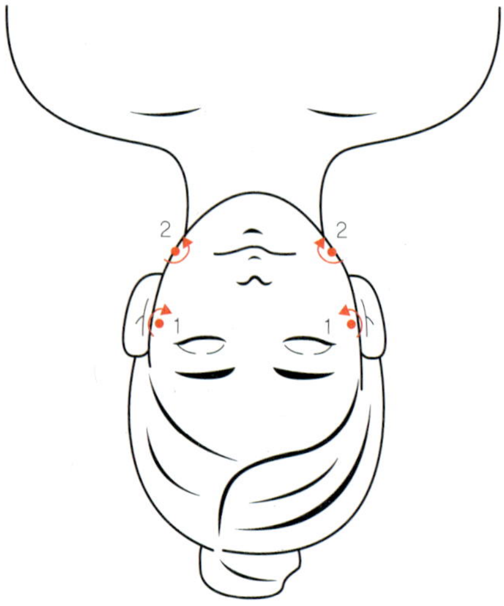

• 파로티스 Parotis 부위와 앙굴루스 Angulus 부위를 정지 상태 원 동작을 실시한다.

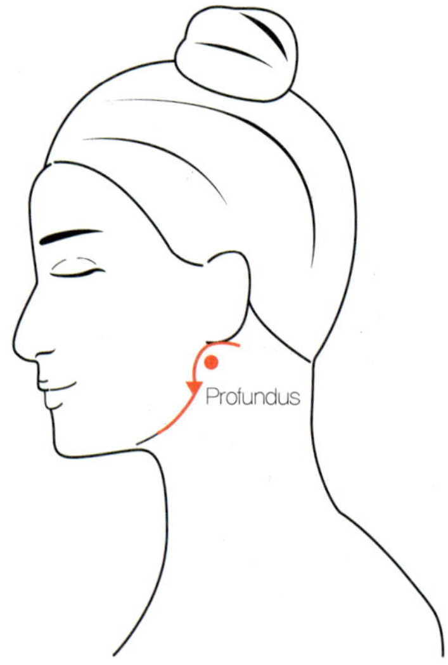

• 프로펀더스 Profundus에 정지 상태 원 동작을 20회 실시한다.

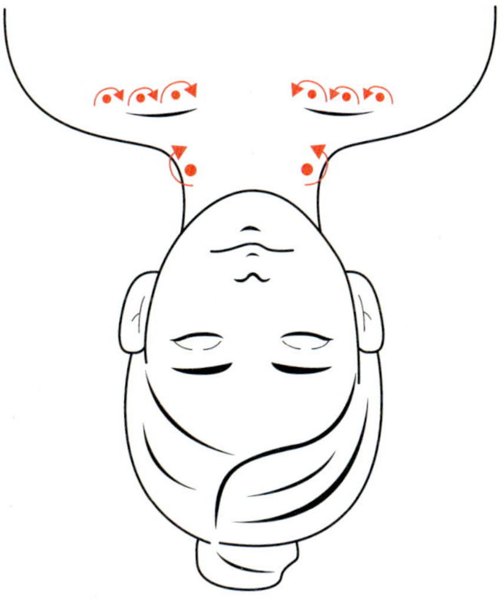

- 프로펀더스Profundus, 미들Middle, 터미누스 Terminus 각 부위에 정지 상태 원 동작을 반복하여 실시한다.

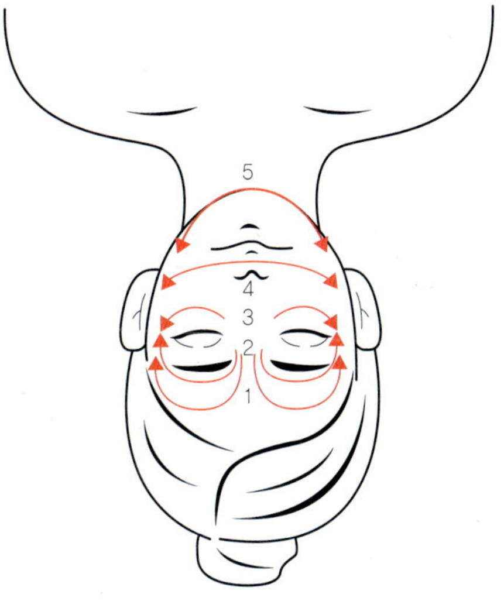

- 엄지로 미간에서 관자놀이까지 쓰다듬는다.
- 관자놀이까지 같은 동작을 반복하고 손을 1/4정도 안쪽으로 돌린다. 눈밑에 엄지손가락을 두고 뺨 옆을 교차하게 하여 가볍게 쓰다듬는다.
- 5번째 손가락 옆면만 얼굴에 닿게 하고 두 손을 컵 모양으로 만든다. 손을 느슨하게 잠시 댄 후 옆면을 쓰다듬는다. 뺨 위를 지나 턱 모서리까지 쓰다듬고 반복하여 실시한다.

수행평가

목 관리

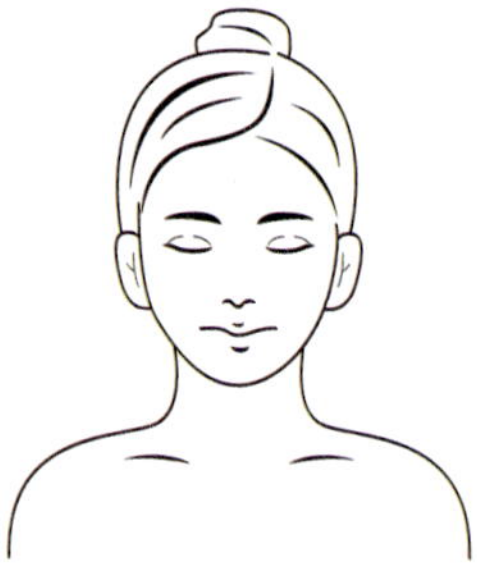

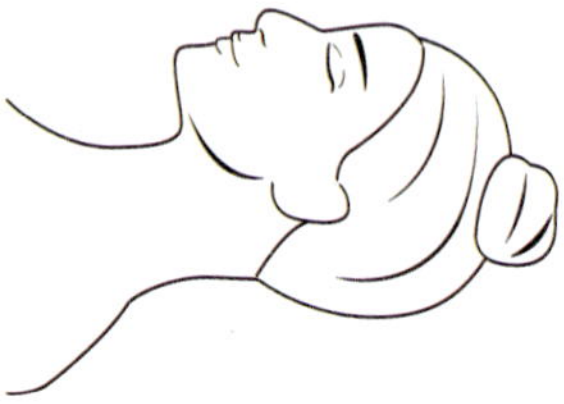

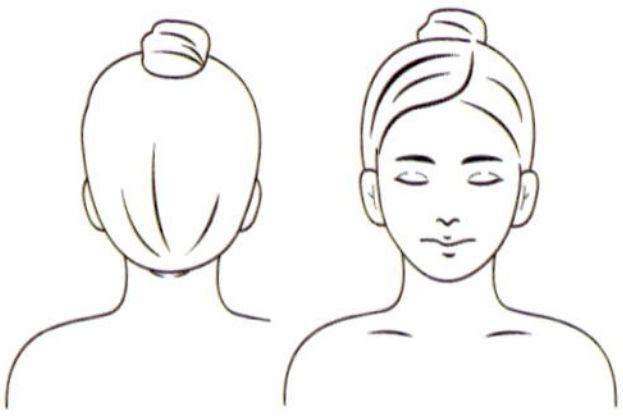

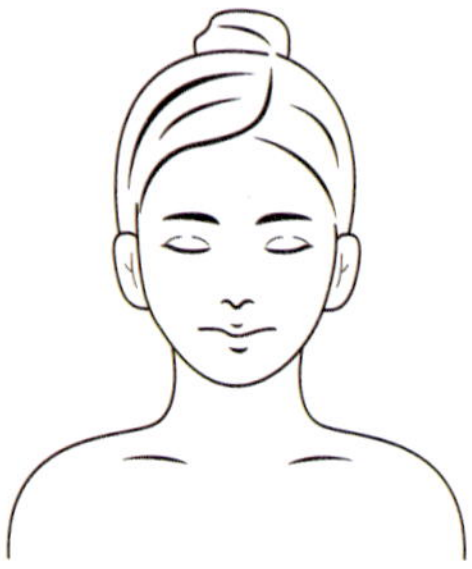

수행평가

목 관리

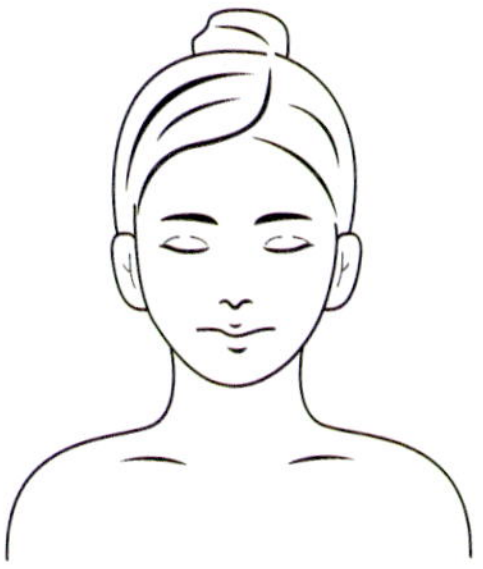

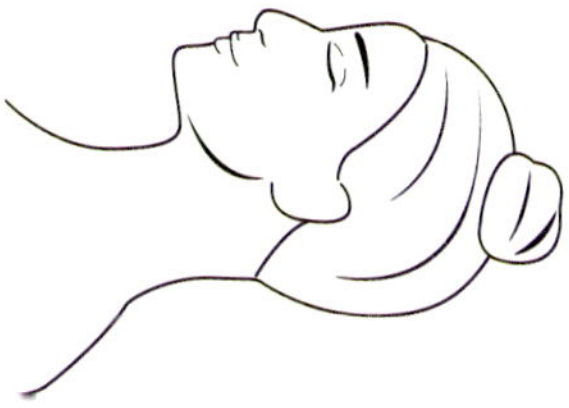

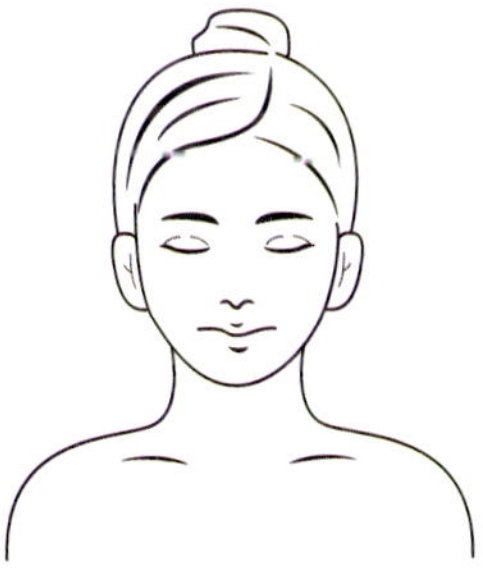

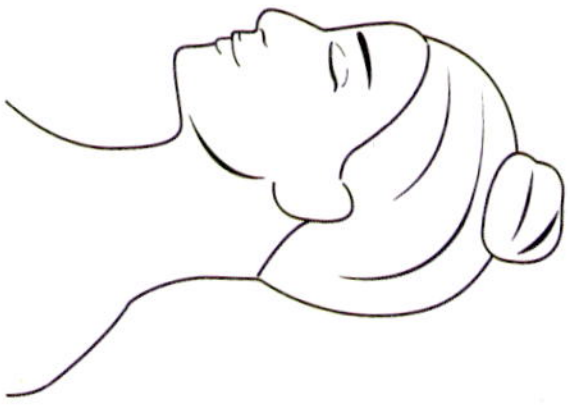

수행평가

목 관리

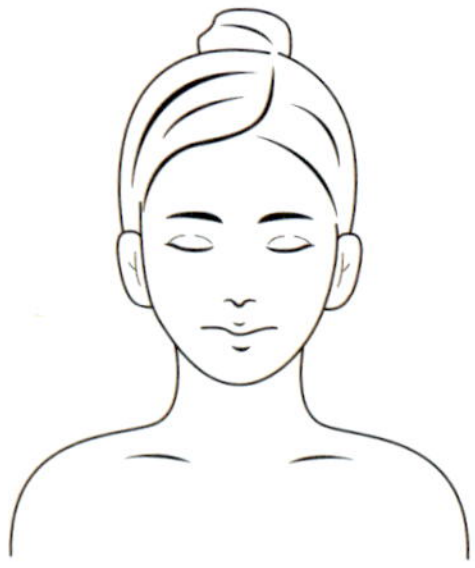

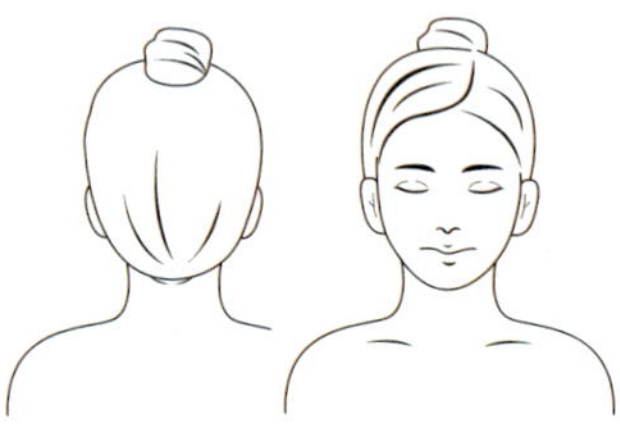

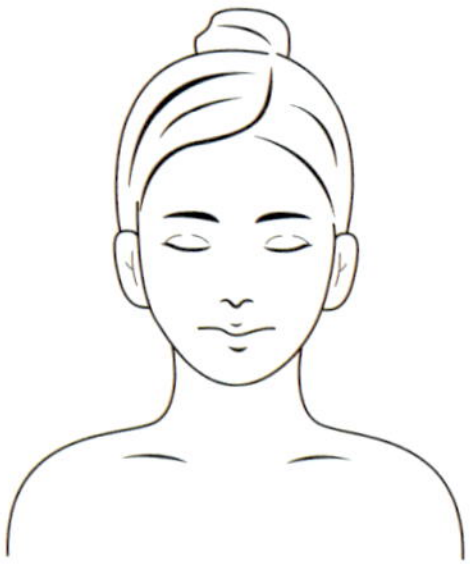

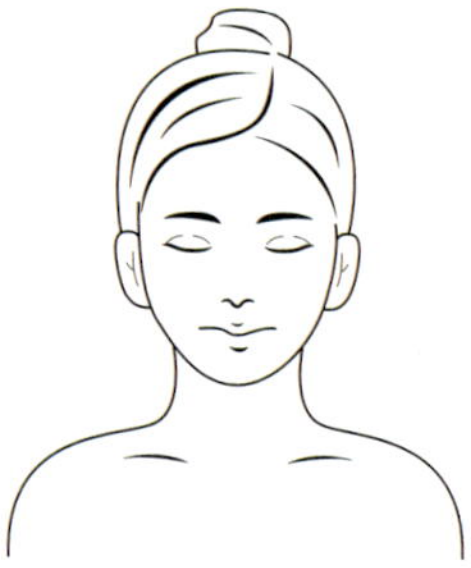

수행평가

목 관리

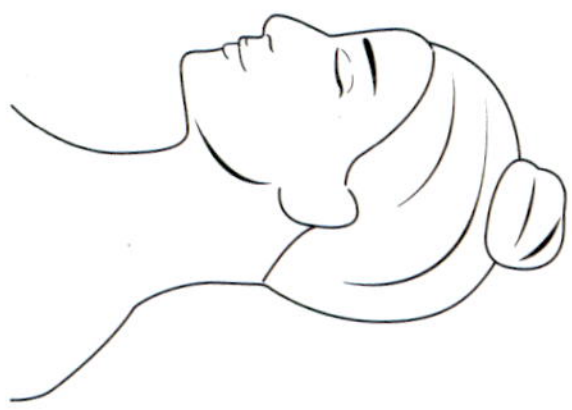

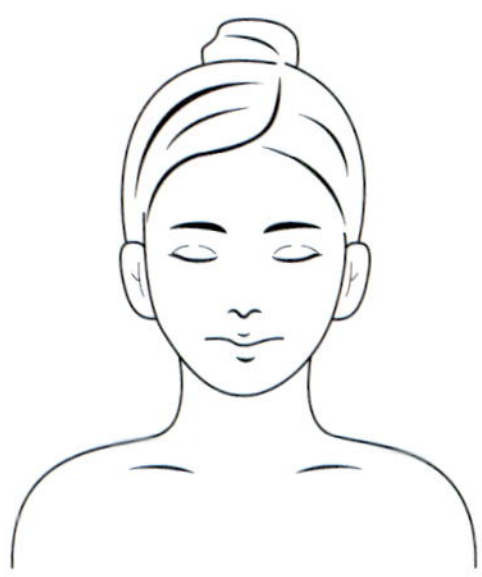

Memo

수행평가

얼굴 관리

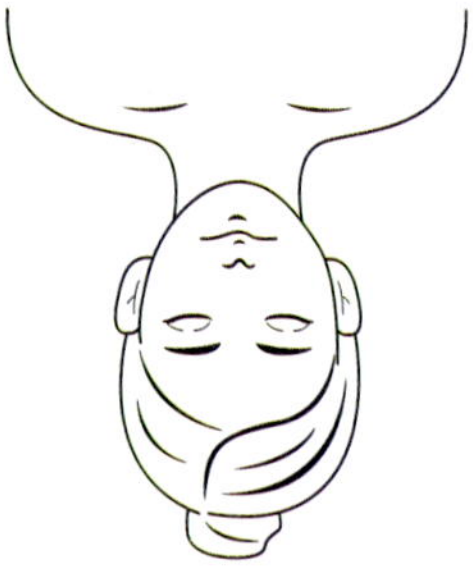

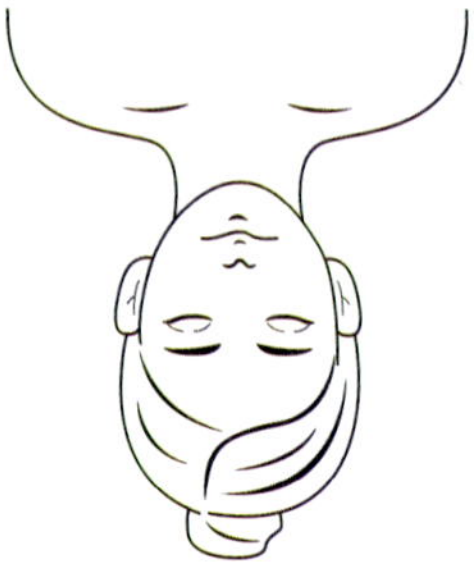

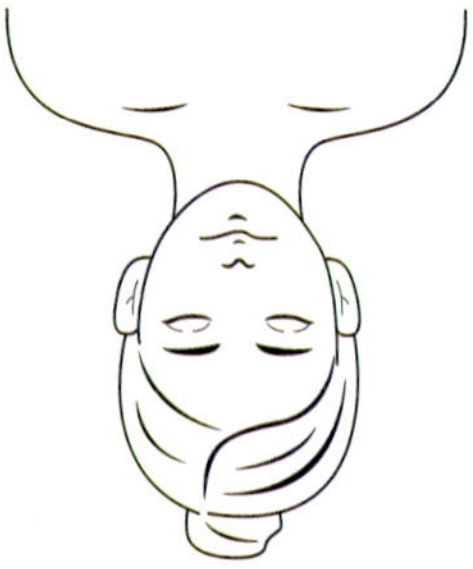

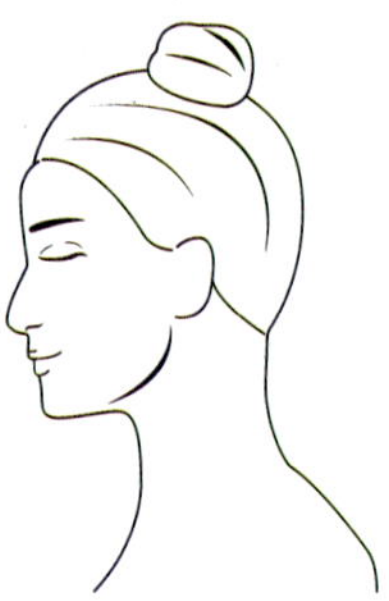

수행평가

얼굴 관리

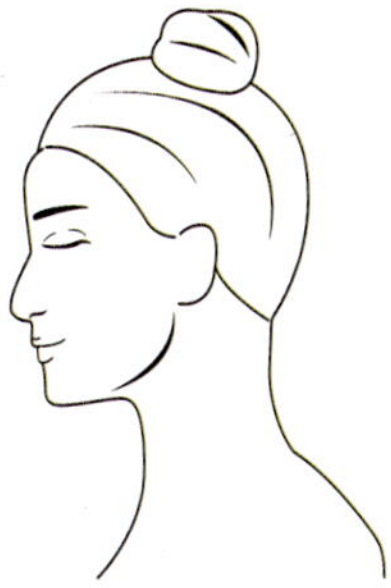

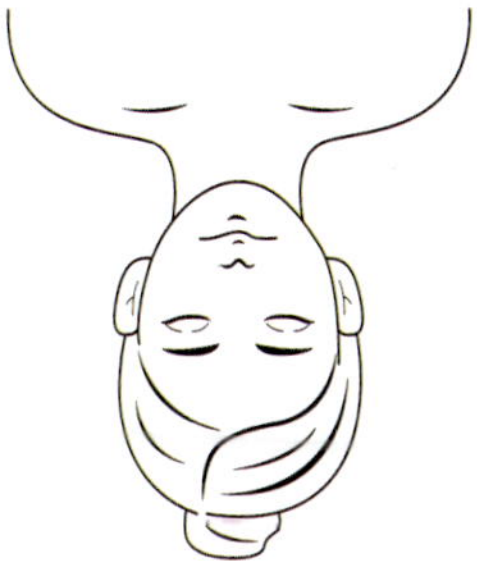

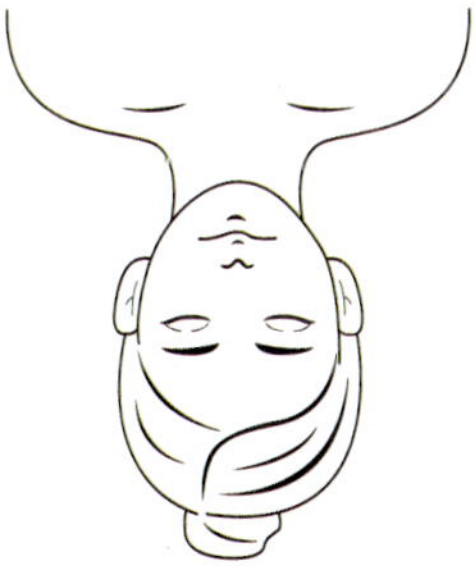

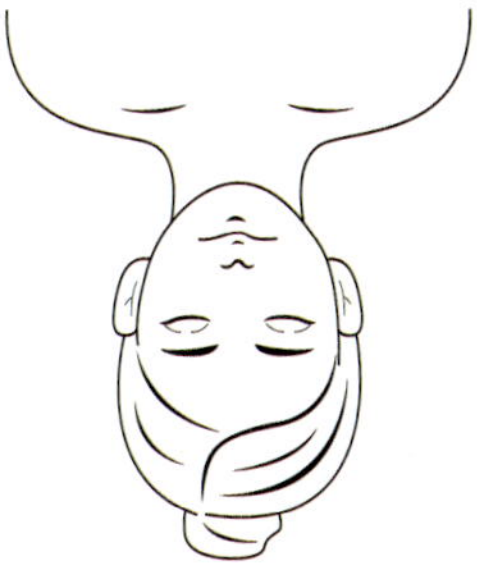

수행평가

얼굴 관리

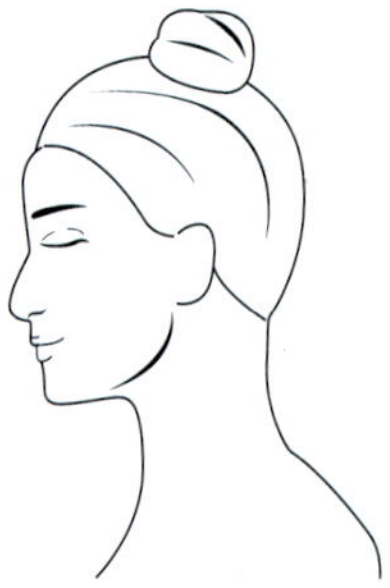

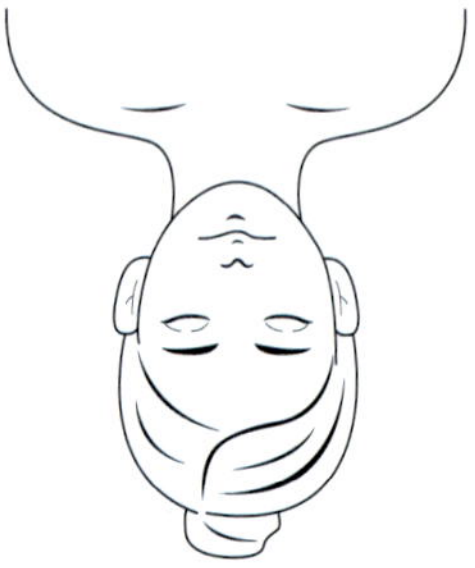

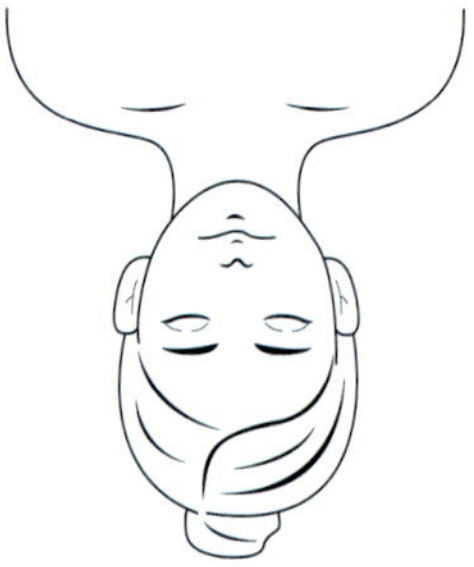

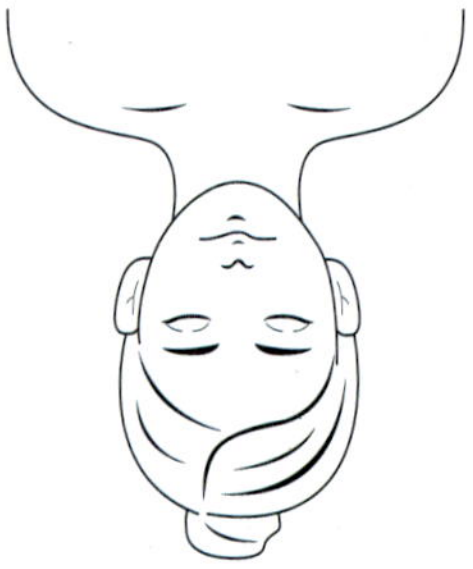

수행평가

얼굴 관리

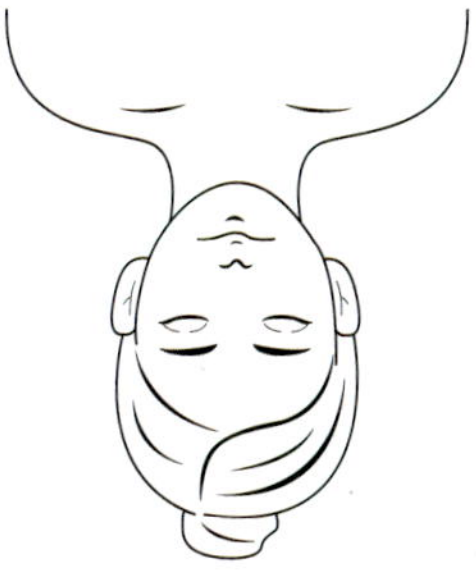

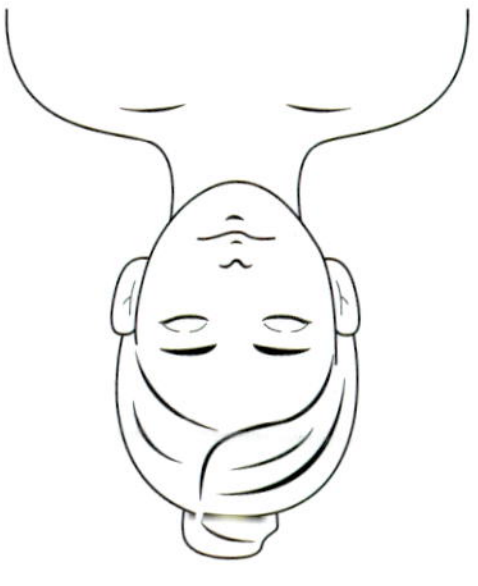

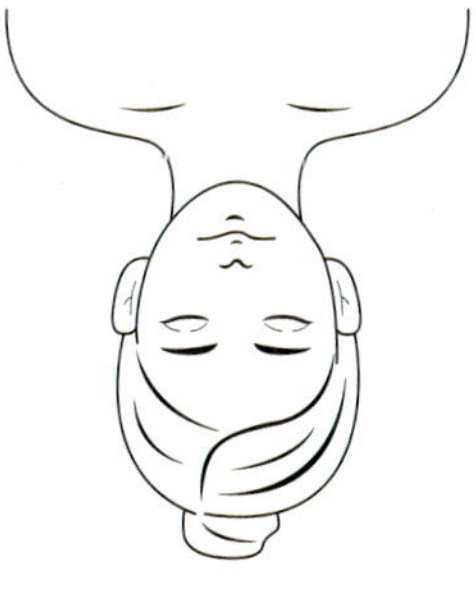

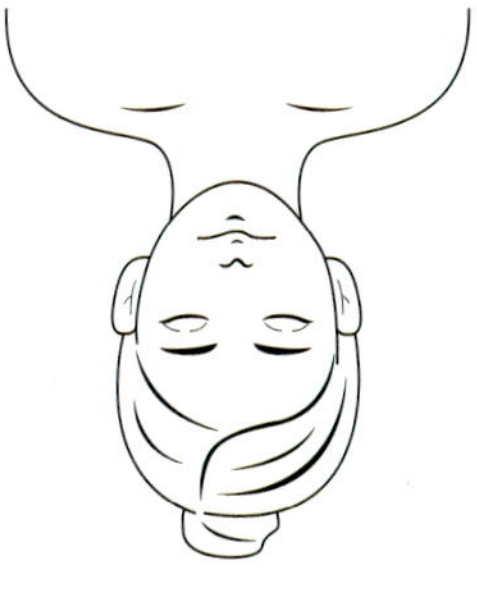

수행평가

얼굴 관리

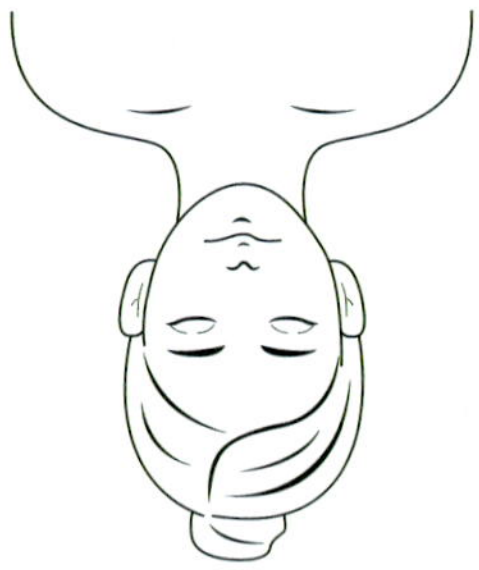

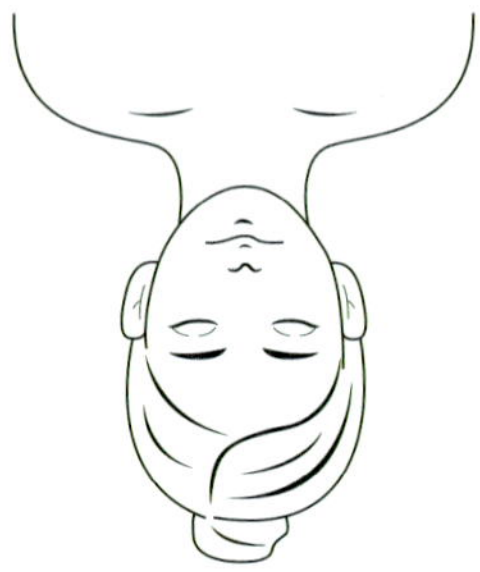

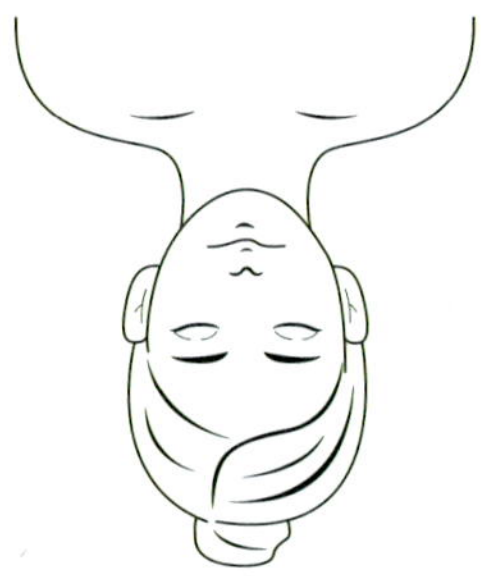

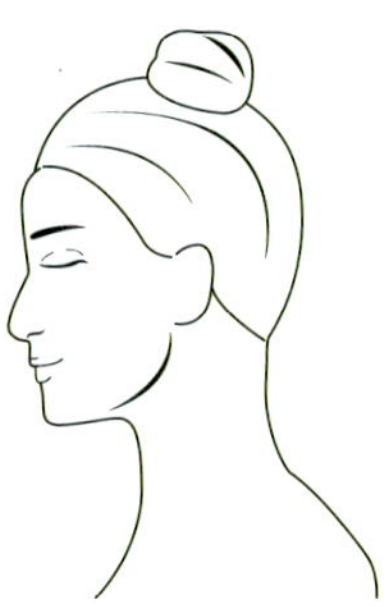

수행평가

얼굴 관리

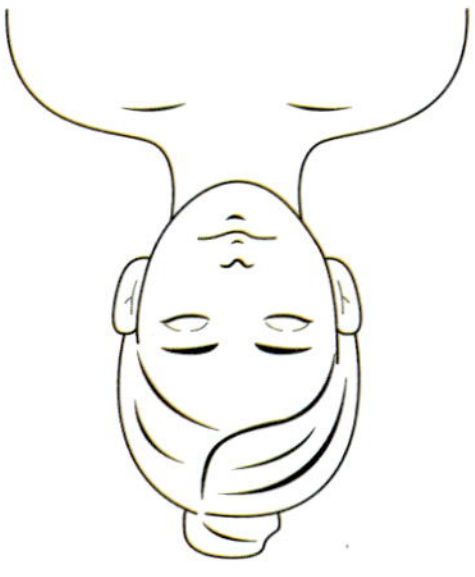

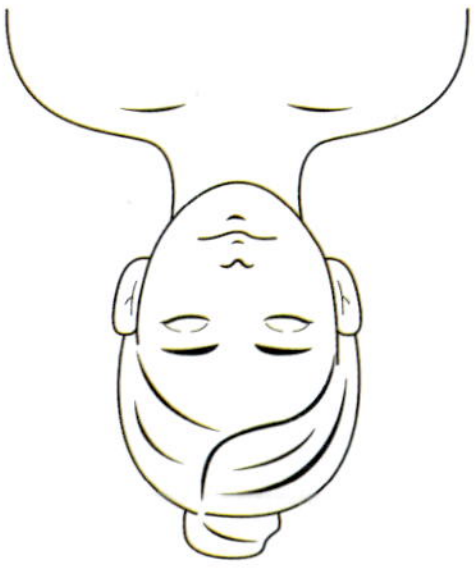

Memo

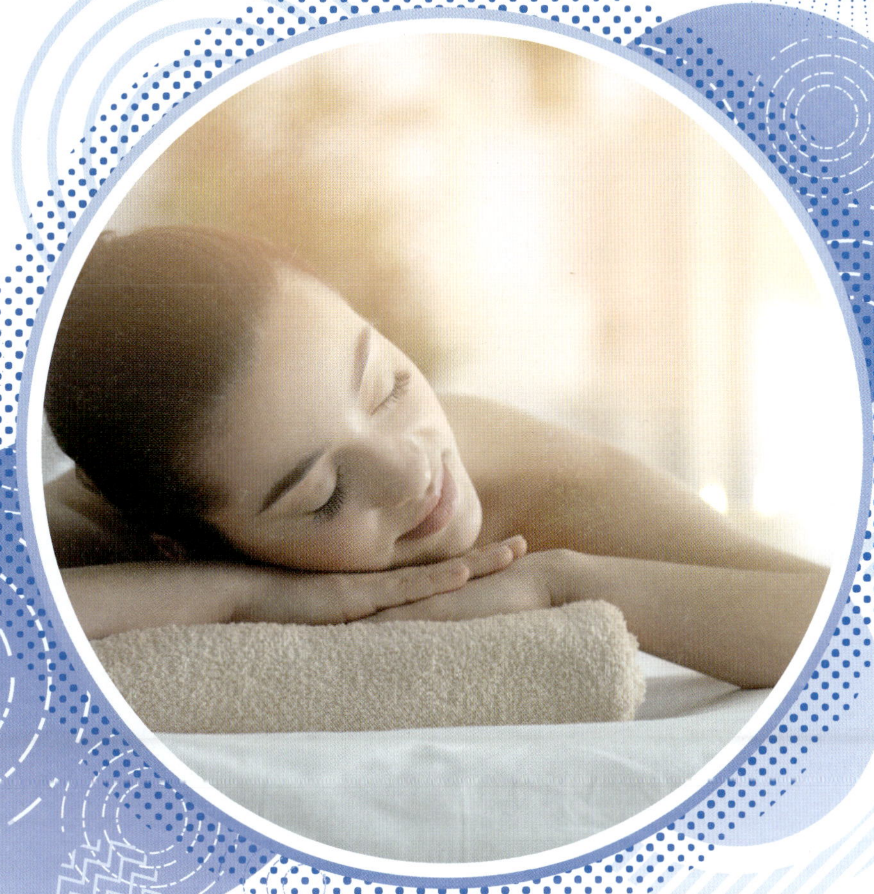

PART Ⅳ

아로마 마무리관리

Chapter 9

아로마 마무리관리의 이해

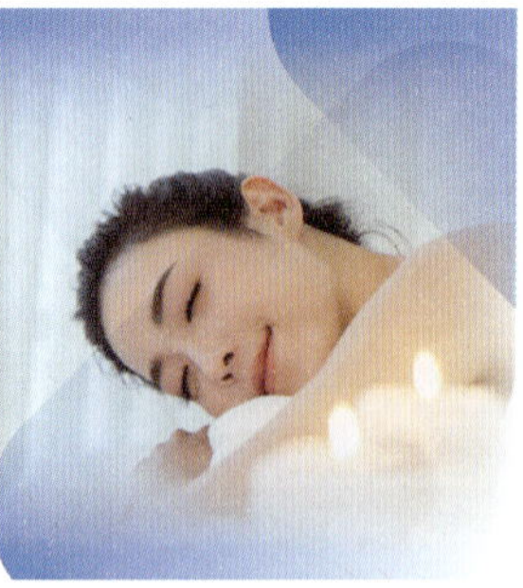

1. 정의

아로마 마무리관리란 아로마관리 후 고객의 상태와 관리 중 불편 사항 등을 파악하여 이에 적절한 관리를 적용하는 단계이다. 향에 대한 주관적 견해에 따라 다양한 부작용이 유발될 수 있기 때문에 상황에 맞는 적절한 대처와 점검이 주의 깊게 이루어져야 한다.

2. 방법

(1) 오심, 두통, 가슴 두근거림 등의 증상을 호소하는 경우

실내 환기를 시켜 분위기를 전환시켜 주고, 미지근한 물을 마신다.

(2) 피부 발진 및 가려움증이 동반된 경우

캐리어 오일을 피부에 도포하여 피부 표면에 있는 에센셜 오일의 농도를 낮춰 준 후 습포나 미온수를 이용하여 오일 도포 부위를 깨끗하게 닦아낸다.

(3) 특별한 증상이나 문제가 없는 경우

고객에게 관리 중 불편한 점은 없었는지 다시 한 번 최종 점검하고 따뜻한 허브티를 마시도록 한다. 경우에 따라 고객에게 관리 후기에 대한 대화를 유도할 수 있으며, 관리 중 파악했던 고객의 피부와 몸의 상태를 전달해 줄 수 있다.

Chapter 10

아로마 홈 케어

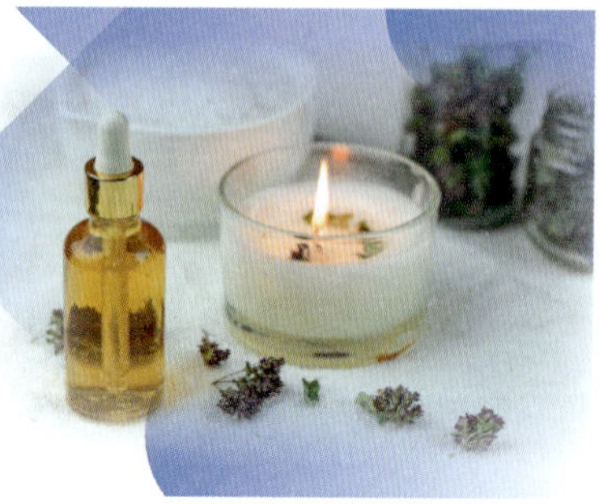

1. 정의

아로마 홈 케어란 고객이 집에서 아로마를 사용하여 손쉽게 관리할 수 있는 방법을 말하며, 피부관리사는 전문 아로마관리 이후 고객의 특성을 고려하여 아로마 홈 케어 방법을 알려줄 수 있다.

2. 방법

(1) 아로마 목걸이

증상에 효과적인 오일을 목걸이의 캡슐에 담아 사용하는 방법으로 두통, 집중력 저하, 호흡기 불편감 등에 간편하게 사용할 수 있는 방법이다.

(2) 목욕법

욕조에 물과 함께 상황에 맞는 오일을 섞어 몸을 담그는 것으로 정신적 문제, 피부 트러블, 근육통 등과 같은 관리에 사용할 수 있는 방법이다.

(3) 아로마 화장품 블렌딩

소량의 아로마 오일을 가정에서 사용하는 토너, 로션, 크림 등에 섞어 사용할 수 있는 방법이다.

(4) 모발 및 두피 관리

샴푸의 헹굼 단계에서 미스트 형태로 제조된 아로마 제품을 모발과 두피에 분사한 후 부드럽게 마사지하여 헹궈내어 사용할 수 있는 방법이다.

단원평가

1. 아로마 마무리관리의 정의에 대하여 서술하시오.

2. 아로마관리 후 고객이 부작용이 발생하였을 경우 대처 방법에 대하여 서술하시오.

3. 아로마 홈 케어 정의에 대하여 서술하시오.

Memo

단원평가

4. 아로마 홈 케어 방법 중 아로마 목걸이에 대하여 서술하시오.

5. 아로마 홈 케어 방법 중 목욕법에 대하여 서술하시오.

6. 아로마 홈 케어 방법 중 모발 및 두피관리에 대하여 서술하시오.

Memo

찾아 보기

참고 문헌

1 국가직무능력표준. https://www.ncs.go.kr/. 아로마테라피능력단위. pp.1–5.

2 김기연 외2012. 미용인을 위한 인체해부생리학. 서울: 현문사. pp.122–139.

3 최승완2014. 에센셜아로마테라피. 서울: 의학서원. p.46.

4 COLBERT, ANKNEY, LEE2018. NEW 해부생리학. 경기: 메디시언. pp.322–336.

5 최승완2014. 위의 책. p.55.

6 COLBERT, ANKNEY, LEE2018. 위의 책. pp.132–135.

7 최승완2014. 위의 책. p.48.

8 박영현, 김미지, 김정연, 이승교, 이승림, 한인화2017. 인체생리학. 서울: 창지사. pp.166–194.

9 최승완2014. 위의 책. p.58.

10 김기연 외2012. 위의 책. pp.212–237.

11 최승완2014. 위의 책. p.62.

12 김기연 외2012. 위의 책. PP.158–172.

13 최승완2014. 위의 책. p.66.

14 박영현, 김미지, 김정연, 이승교, 이승림, 한인화2017. 위의 책. pp.240–245.

15 최승완 저2014. 위의 책. p.60.

16 박은준, 박정은, 이선영, 장용운, 최부경, 박선이, 김민지, 김은하, 장지민2021. 미용사일반 필기. 경기: 메디시언. pp.77–105.

17 권혜영, 권혜진, 김미령, 김봉인, 김수미, 신규옥, 안선례, 윤미숙, 함명옥2019. NEW피부과학. 경기: 메디시언. pp.68–73.

18 NCS학습모듈. 얼굴관리. 피부미용 얼굴 매뉴얼테크닉. pp.30–31.

19 이애란, 현경화, 조아랑, 오영숙2015. 미용과 건강을 위한 활용아로마테라피. 경기: 광문각. p.138.

20 NCS학습모듈. 얼굴관리. 피부미용 얼굴 매뉴얼테크닉. pp.38–44.

21 박은준, 박정은, 이선영, 장용운, 최부경, 박선이, 김민지, 김은하, 장지민2021. 위의책. pp.254–255.

22 김영경, 배유경, 이은주, 김수미, 김은애, 송다해, 안경민, 최수기2020. 한권으로 끝내는 화장품학. pp.10–23.

23 박은준, 박정은, 이선영, 장용운, 최부경, 박선이, 김민지, 김은하, 장지민2021. 위의책. pp.255-260.

24 김영경, 배유경, 이은주, 김수미, 김은애, 안선례2016. 수정판 "에센스 화장품학". 경기: 메디시언. pp.82-140.

25 박은준, 박정은, 이선영, 장용운, 최부경, 박선이, 김민지, 김은하, 장지민2021. 앞의책. pp. 263-268.

26 김영경, 배유경, 이은주, 김수미, 김은애, 안선례2016. 앞의 책. pp. 123-125.131.

27 박은준, 박정은, 이선영, 장용운, 최부경, 박선이, 김민지, 김은하, 장지민2021. 앞의 책. pp. 270-273.

28 하병조2010. 화장품학. 경기: 수문사. pp. 69.

29 장윤정, 임옥, 강승연, 이은우, 최윤정, 강근영, 고경륜, 김선희, 김정숙, 김현주, 박주아, 오수정2019. "에센스 아로마 테라피". 경기: 메디시언. p.8.

30 김혜균, 박수정2020. "오리엔탈 아로마테라피". 서울: 구민사. pp.18-21.

31 이희정2019. "아로마테라피에 관한 인식과 이용실태 연구". 숙명여자대학교 원격대학원 석사학위논문. pp.18-19.

32 임민희20220. "아로마테라피 인식과 블랜딩 에센셜 오일의 향 흡입법이 자율신경계 활성도에 미치는 효과". 건국대학교 산업대학원 석사학위논문. pp.12-14.

33 김정희2019. "피부미용사의 아로마테라피 적용경력에 따른 에센셜 오일 인지도 및 활용실태". 건국대학교 산업대학원 석사학위논문. p.22.

34 김남연2021. "아로파테라피". 서울: 구민사. p.115.

35 장윤정, 임옥, 강승연, 이은우, 최윤정, 강근영, 고경륜, 김선희, 김정숙, 김현주, 박주아, 오수정2019. "에센스 아로마테라피". 경기: 메디시언. pp.167-180.

36 https://search.pstatic.net/common/?src=http%3A%2F%2Fblogfiles.naver.net%2FMjAyMDEwMjZfMTM1%2FMDAxNjAzNjgxMzkwMjY3.Zs8K6Rh4EjZMZm60IMBRrlvsJy9VlCM-EWDzbMBbKqMg.VyNDNbQG4YTHeoCT6MuP9sFoxyHvtoGKDm7MlhVKSQMg.PNG.cosreader%2F8.png&type=sc960_832

37 https://search.pstatic.net/common/?src=http%3A%2F%2Fblogfiles.naver.net%2FMjAyMjExMTBfMjQ5%2FMDAxNjY4MDQ4MjkxMzc4.Pdr5CEs-cfoenm3mTTNKefYpEUQHdmOcrpKFne1vH5gg.mcQNR6PRO0ufZGMfozwnA10gVIS_Crpmoaoi1oW-Jb0g.PNG.snj0304%2F%25BE%25C6%25BA%25B8%25C4%25AB%25B5%25B5.png&type=sc960_832

38 https://search.pstatic.net/common/?src=http%3A%2F%2Fblogfiles.naver.net%2FM-

jAxNzA0MTlfMTg2%2FMDAxNDkyNjEzNDg2MTk5.2OJoTBS0c−5Pa7JoMjlBI-PNZTUOXDsmlDiolJuSjLDIg.pU4q9cvuT9c25fXg5m1EB−TbqTEdr4wj6RnAVj4_2YUg.JPEG.honey−grass%2Fgrapes−1693160_1920.jpg&type=sc960_832

39 https://terms.naver.com/entry.naver?docId=2083481&cid=46690&category-Id=46690

40 https://search.pstatic.net/common/?src=http%3A%2F%2Fblogfiles.naver.net%2FM-jAyMjA5MjhfMjI1%2FMDAxNjY0MzYwODMwOTkw.4ksqH−jpeWYA2tOrYDU_U4LUw7alEGfvbQ1yX70KL3og.Vcb51paBQn0cJ3Plil8k4oDtzyv1V−Xtogjh-QsO7txwg.JPEG.beautinessgym5%2F%25B4%25D9%25BF%25EE%25B7%25CE%2 5B5%25E5_%252818%2529.jpeg&type=sc960_832

41 https://search.pstatic.net/common/?src=http%3A%2F%2Fblogfiles.naver.net%2FMjAyMjA3MTVfNTEg%2FMDAxNjU3ODcxNzg5MjE4._1H9PVy-2Fju1−afVRQ−Dq1−frLtm3AN5fFBs5dezlZUg.OflTb6−oXl49UjVj2vhgfWOn-brA7uuMPLYLMxmfN2r4g.JPEG.komeon92%2F%25C7%25E0%25C0%25CE2.jpg&type=sc960_832

42 https://search.pstatic.net/common/?src=http%3A%2F%2Fblogfiles.naver.net%2FMjAyMjA5MTdfMjEg%2FMDAxNjYzMzgyMDExMzg0.Vx3oTINC0NjW-m2Q9RSWtXszZpgRbROkg9Xv0jJdS5Ukg.0Xh0fJ65HLcPMzX_os−btnMyi9Hb-nLH7kr4077l9EZsg.JPEG.woo9876%2F20220910%25A3%25DF090805.jpg&−type=sc960_832

43 https://search.pstatic.net/common/?src=http%3A%2F%2Fblogfiles.naver.net%2FM-jAyMDA2MDNfMTcy%2FMDAxNTkxMTY0NTU1MTQ4.q9YunD8lm8CcvfveQd_pqz73sNT7jIIrbiwduBxZFQAg.PEHAhF4c3kofffhoTv6Trmy1OaO460oMHceY-FRTsJVgg.JPEG.shinebelief%2F1591164557054.jpeg&type=sc960_832

44 https://search.pstatic.net/common/?src=http%3A%2F%2Fshop1.phinf.naver.net%2F20220518_163%2F1652833667644IDHlG_JPEG%2F53969566274458480_1814030418.jpeg&type=sc960_832

45 https://search.pstatic.net/common/?src=http%3A%2F%2Fblogfiles.naver.net%2FM-jAyMjEyMDRfMTky%2FMDAxNjcwMTU0MTA3MTY4.lymFy9wpox3axIv9y-iJIgihIo9e7BCqAZwipPvCVKTAg.−DFogNegdfnLnvOASW284y5VI6ygPWC-CAWtXXsxddI4g.JPEG.think760114%2Foutput_3639377855.jpg&type=sc960_832

46 https://search.pstatic.net/common/?src=http%3A%2F%2Fcafefiles.naver.net%2FM-

jAyMjExMjRfMTU4%2FMDAxNjY5Mjc2NDg5OTQx.−1G7QCL_mUf5sUmtrIsh-upYORm7WuO−jQYMVbI1ZVOkg.dANEEMKtvRje4XvJV8sehYYuMPzp2b9Fm-KKmkc2r2rQg.JPEG%2FexternalFile.jpg&type=sc960_832

47 https://search.pstatic.net/common/?src=http%3A%2F%2Fshop1.phinf.naver.net%2F20210709_134%2F1625798543839NNMhA_JPEG%2F26934378672631548_255585400.jpg&type=sc960_832

48 https://search.pstatic.net/common/?src=http%3A%2F%2Fcafefiles.naver.net%2FM-jAxNjEwMDVfMjYg%2FMDAxNDc1NjY0ODY5MDg3.xfvpakCs01s4mC3E9Wz_y7vBless1lydqV5ZTEADm9Ig.lyzEOhDOaNgXb0nf9_jcmb28FFeu_APboG9CYAp-gz3sg.JPEG.bikeman6995%2F1475664699680.jpg&type=sc960_832

49 이정화2020. “에센셜오일 인식이 아로마테파리 만족도와 스트레스 감소에 미치는 영향”. 웨스트민스터신학대학원대학교 석사학위논문. p.8.

50 박은준, 김우빈, 이선영, 임지현, 임윤경, 장용운, 장한, 최지연2021. “모발과 두피 관리학”. 경기:메디시언. pp.320−334.

51 https://dbscthumb−phinf.pstatic.net/5950_000_1/20210304110150970_VVK-WHLWBC.jpg/ff19_70_i1.jpg?type=m4500_4500_fst_n&wm=Y

52 https://search.pstatic.net/common/?src=http%3A%2F%2Fblogfiles.naver.net%2F20131223_193%2Fthebs9898_1387761527719hedLo_JPEG%2Fbwaegwe.jpg&type=sc960_832

53 https://dthumb−phinf.pstatic.net/?src=%22https%3A%2F%2Fdbscthumb−phinf.pstatic.net%2F3041_000_1%2F20140521102638058_Z878R9XV7.jpg%2FHB25_t.jpg%3Ftype%3Dw690_fst_n%26wm%3DY%22&twidth=407&theight=399&opts=17

54 https://dbscthumb−phinf.pstatic.net/5551_000_1/20181010101801591_DX-S2W16PR.jpg/af7_518_i1.jpg?type=h227_fst_n&wm=Y

55 https://dthumb−phinf.pstatic.net/?src=%22https%3A%2F%2Fdbscthumb−phinf.pstatic.net%2F3041_000_1%2F20140521102617311_TMI5ZKXWG.jpg%2FHB15_t.jpg%3Ftype%3Dw690_fst_n%26wm%3DY%22&twidth=642&theight=400&opts=17

56 https://dthumb−phinf.pstatic.net/?src=%22https%3A%2F%2Fdbscthumb−phinf.pstatic.net%2F3041_000_1%2F20140521103325068_XO8FDQFM5.jpg%2FHB164_t.jpg%3Ftype%3Dw690_fst_n%26wm%3DY%22&twidth=690&theight=430&opts=17

57 https://dbscthumb−phinf.pstatic.net/4475_000_1/20160602140240648_DD0X-NGJPG.jpg/fd17_9_i13.jpg?type=w165_fst_n&wm=Y

58 https://dthumb-phinf.pstatic.net/?src=%22https%3A%2F%2Fdbscthumb-phinf.pstatic.net%2F3041_000_1%2F20140521102618250_7RQ6WIZQR.jpg%2FHB17_t.jpg%3Ftype%3Dw690_fst_n%26wm%3DY%22&twidth=642&theight=400&opts=17

59 https://dthumb-phinf.pstatic.net/?src=%22https%3A%2F%2Fdbscthumb-phinf.pstatic.net%2F3041_000_1%2F20140521103546549_U6V1UM3MM.jpg%2F-HB208_t.jpg%3Ftype%3Dw690_fst_n%26wm%3DY%22&twidth=419&theight=529&opts=17

60 https://dbscthumb-phinf.pstatic.net/4475_000_1/20160602140302655_ENU60D-QI5.jpg/fd17_9_i42.jpg?type=w165_fst_n&wm=Y

61 https://dbscthumb-phinf.pstatic.net/4475_000_1/20160602140255453_3S-4WRXT9B.jpg/fd17_9_i36.jpg?type=w165_fst_n&wm=Y

62 https://dthumb-phinf.pstatic.net/?src=%22https%3A%2F%2Fdbscthumb-phinf.pstatic.net%2F3041_000_1%2F20140521102633302_MDAD5XT5N.jpg%2FHB21_t.jpg%3Ftype%3Dw690_fst_n%26wm%3DY%22&twidth=379&theight=530&opts=17

63 https://dbscthumb-phinf.pstatic.net/2765_000_168/20181214032016894_NFW-3C1EQC.jpg/1554806.jpg?type=m250&wm=N

64 https://dbscthumb-phinf.pstatic.net/4475_000_1/20160602140303051_671C-BA3DX.jpg/fd17_9_i46.jpg?type=w165_fst_n&wm=Y

65 https://dbscthumb-phinf.pstatic.net/4475_000_1/20160602140255013_UAK-TQSWCM.jpg/fd17_9_i32.jpg?type=w165_fst_n&wm=Y

66 https://dthumb-phinf.pstatic.net/?src=%22https%3A%2F%2Fdbscthumb-phinf.pstatic.net%2F3041_000_1%2F20140521104332695_SNR1H9XVP.jpg%2FHB350_t.jpg%3Ftype%3Dw690_fst_n%26wm%3DY%22&twidth=420&theight=530&opts=17

67 https://dbscthumb-phinf.pstatic.net/2765_000_27/20180918195242604_T0SEN-B9IX.jpg/42208.jpg?type=m4500_4500_fst&wm=N

68 https://dthumb-phinf.pstatic.net/?src=%22https%3A%2F%2Fdbscthumb-phinf.pstatic.net%2F3041_000_1%2F20140521102929831_NWUJC80BQ.jpg%2FHB92_t.jpg%3Ftype%3Dw690_fst_n%26wm%3DY%22&twidth=690&theight=428&opts=17

69 https://dthumb-phinf.pstatic.net/?src=%22https%3A%2F%2Fdbscthumb-phinf.pstatic.net%2F3041_000_1%2F20140521103638242_SE83BAAT6.jpg%2FHB221_t.jpg%3Ftype%3Dw690_fst_n%26wm%3DY%22&twidth=690&theight=429&opts=17

70 https://search.pstatic.net/common/?src=http%3A%2F%2Fimage.nmv.naver.

net%2Fcafe_2022_10_25_1407%2F502f8a72-5446-11ed-9aa2-505dac8c3721_01.jpg&type=sc960_832

71 https://dbscthumb-phinf.pstatic.net/4475_000_1/20160602140240537_HMU89URPM.jpg/fd17_9_i10.jpg?type=w165_fst_n&wm=Y

72 https://dthumb-phinf.pstatic.net/?src=%22https%3A%2F%2Fdbscthumb-phinf.pstatic.net%2F3041_000_1%2F20140521102554178_FXTHUFHNS.jpg%2FHB9_t.jpg%3Ftype%3Dw690_fst_n%26wm%3DY%22&twidth=409&theight=473&opts=17

73 https://dthumb-phinf.pstatic.net/?src=%22https%3A%2F%2Fdbscthumb-phinf.pstatic.net%2F3041_000_1%2F20140521103024261_JXI7FI8AO.jpg%2FHB110_t.jpg%3Ftype%3Dw690_fst_n%26wm%3DY%22&twidth=690&theight=429&opts=17

74 https://dbscthumb-phinf.pstatic.net/4475_000_1/20160602140248117_MR-J47QBKG.jpg/fd17_9_i26.jpg?type=w165_fst_n&wm=Y

75 https://search.pstatic.net/common/?src=http%3A%2F%2Fblogfiles.naver.net%2FM-jAyMjA5MjBfMTQg%2FMDAxNjYzNjU3MDgyOTE3.YFHPwrUmt1wcYs-RnAhc6rpSHUZdXkwwAh3N3UA46BnMg.wyGjypkClrHM4zibB_HhTQ27P-CzwZypPZSqfF5dJAz0g.JPEG.benjarong51%2FDepositphotos_274183816_xl-2015%2528%25C6%25D0%25C3%25F4%25B8%25AE%2529.jpg&type=sc960_832

76 https://dbscthumb-phinf.pstatic.net/4475_000_1/20160602140247993_DAUQB-JKG8.jpg/fd17_9_i24.jpg?type=w165_fst_n&wm=Y

77 국가직무능력표준. https://www.ncs.go.kr/. "NCS학습모듈 피부미용 특수관리". p.60.

78 강지윤2005. "스트레스로 오는 질병을 위한 아로마 블렌딩에 관한 연구". 조선대학교 디자인대학원 석사학위논문. pp.15-16.

79 한채정, 박미은2015. "아로마테라피 실무". 서울: 훈민사. pp.196-198.

80 NCS학습모듈. "피부미용 특수관리. 피부미용 아로마 테라피하기". pp.69-76

81 NCS학습모듈. "피부미용 특수관리. 피부미용 아로마 테라피하기". p.66.

82 함주옥, 김귀정2015. "아로마테라피". 서울: 훈민사. pp.84-86.

83 NCS학습모듈. "피부미용 특수관리. 림프 테크닉". pp.153-163.

84 NCS학습모듈. "피부미용 특수관리. 피부미용 아로마 테라피하기". pp.77-78.

한 권으로 끝내는

아로마테라피

2023년 3월 05일 초판 인쇄
2023년 3월 10일 초판 발행

지은이 • 박은준 · 박정은 · 장용운 · 이인희 · 김경연
김시인 김윤정 · 신수정 · 이명심 · 최수린

발행인 • 주병오 · 주민기

발행처 • 메디시인

주　소 • 경기도 파주시 회동길 209
파주출판문화정보산업단지

영업부 • 031-955-7566 · 7577

편집부 • 031-955-7731

F A X • 031-955-7730

홈페이지 • www.ji-gu.co.kr

전자우편 • jigupub@hanmail.net

등록번호 • 2005년 2월 16일
제 406-2005-000045호

ISBN 979-11-90839-87-7　　가격 : 24,000원

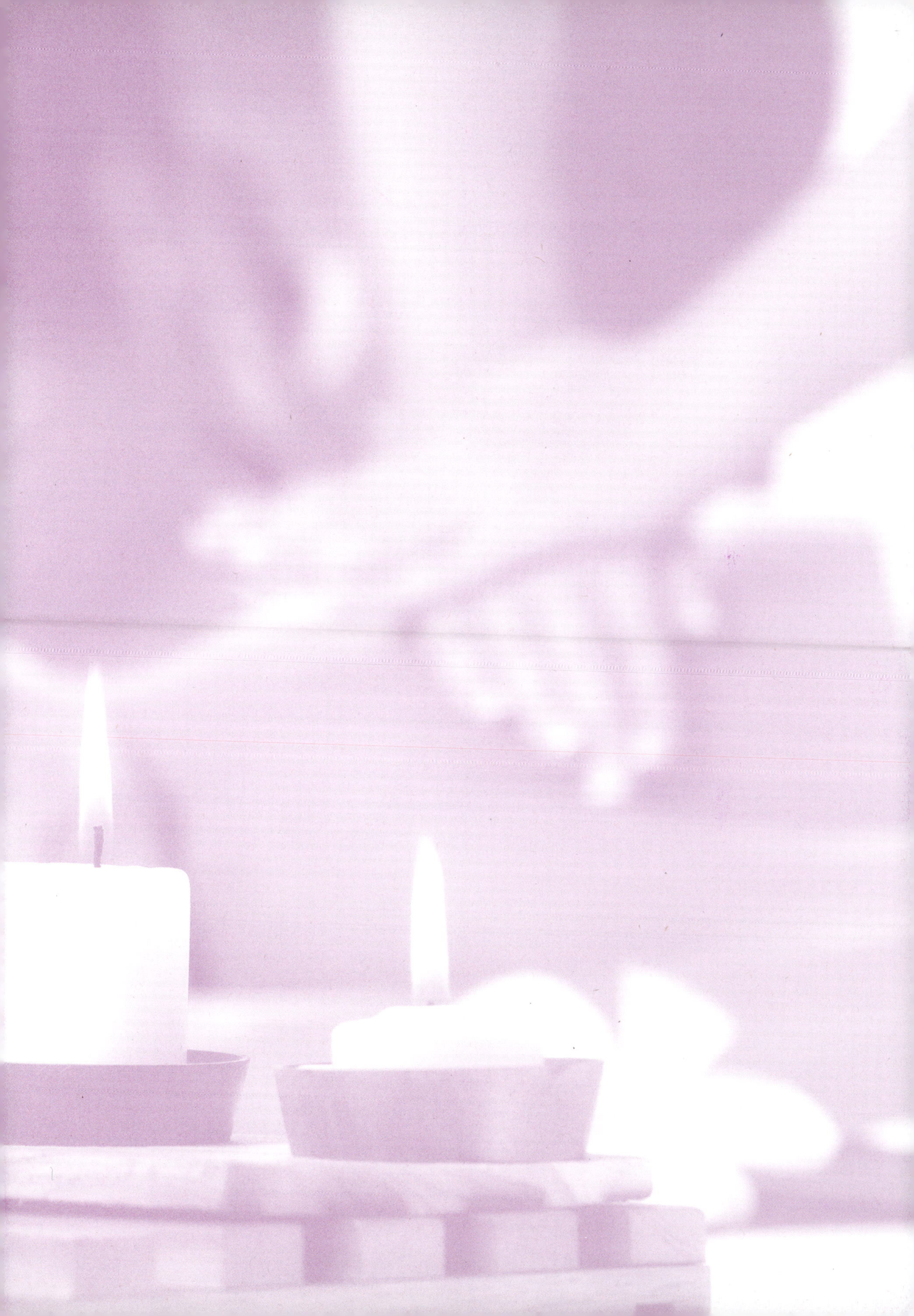